Schmerz-Tagebuch

Name: ________________________________

Adresse: ________________________________

AF554568

____

____

Dieses Schmerz-Tagebuch dient zur einfachen Verfolgung von immer wieder auftretenden Schmerzen jeglicher Halt. Dieses Tagebuch hat keinerlei medizinische Zwecke sondern dient nur dazu eine Übersicht ständig auftretender Schmerzen zu bekommen.
An sich ist das Tagebuch selbsterklärend. Es können sämtliche Informationen der Vorgabe nach eingetragen werden.
Für zusätzliche Informationen dient der untere linierte Bereich.

Alle Gute bei der Schmerzbekämpfung!

Schmerz-Tagebuch

Datum: ______________ **Wetter(Temp.):**_________°C

O Sonnig O Bewölkt O Drückend O Regnerisch O Schnee

Einsetzen des Schmerzes (Wann?):

- O Morgens
- O Vormittags
- O Mittags
- O Nachmittags
- O Abends
- O Nachts

Genaue Uhrzeit: ________________

Art des Schmerzes:

- O Drückend
- O Brennend
- O Pulsierend
- O Pochernd
- O Stechend

Intensität:

- O schwach
- O mittel
- O stark
- O sehr stark
- O __________

Ort des Schmerzes (genaue Beschreibung):

____

____

____

Schmerzdauer (Stunden): ______________________________

Weitere Begleiterscheinungen:

- O Schwitzen
- O Müdigkeit
- O Trägheit
- O Ruhelosigkeit
- O Konzentrationsstörung
- O Schwindel
- O Übelkeit
- O Fieber
- O Schwellungen

Weitere Notizen/Auffälligkeiten:

____

____

____

____

____

Schmerz-Tagebuch

Datum: ____________ **Wetter(Temp.):**________°C

O Sonnig O Bewölkt O Drückend O Regnerisch O Schnee

Einsetzen des Schmerzes (Wann?):

Genaue Uhrzeit: ________________

- O Morgens
- O Vormittags
- O Mittags
- O Nachmittags
- O Abends
- O Nachts

Art des Schmerzes:

- O Drückend
- O Brennend
- O Pulsierend
- O Pochernd
- O Stechend

Intensität:

- O schwach
- O mittel
- O stark
- O sehr stark
- O__________

Ort des Schmerzes (genaue Beschreibung):

____

____

____

Schmerzdauer (Stunden): ______________________________

Weitere Begleiterscheinungen:

- O Schwitzen
- O Müdigkeit
- O Trägheit
- O Ruhelosigkeit
- O Konzentrationsstörung
- O Schwindel
- O Übelkeit
- O Fieber
- O Schwellungen

Weitere Notizen/Auffälligkeiten:

____

____

____

____

____

Schmerz-Tagebuch

Datum: ______________ **Wetter(Temp.):**_________°C

O Sonnig O Bewölkt O Drückend O Regnerisch O Schnee

Einsetzen des Schmerzes (Wann?):

O Morgens
O Vormittags
O Mittags
O Nachmittags
O Abends
O Nachts

Genaue Uhrzeit: ________________

Art des Schmerzes:

O Drückend
O Brennend
O Pulsierend
O Pochernd
O Stechend

Intensität:

O schwach
O mittel
O stark
O sehr stark
O__________

Ort des Schmerzes (genaue Beschreibung):

____

____

____

Schmerzdauer (Stunden): ______________________________

Weitere Begleiterscheinungen:

O Schwitzen
O Müdigkeit
O Trägheit
O Ruhelosigkeit
O Konzentrationsstörung
O Schwindel
O Übelkeit
O Fieber
O Schwellungen

Weitere Notizen/Auffälligkeiten:

____

____

____

____

____

Schmerz-Tagebuch

Datum: ______________ **Wetter(Temp.):**_________°C

O Sonnig O Bewölkt O Drückend O Regnerisch O Schnee

Einsetzen des Schmerzes (Wann?):

Genaue Uhrzeit: ________________

- O Morgens
- O Vormittags
- O Mittags
- O Nachmittags
- O Abends
- O Nachts

Art des Schmerzes:

- O Drückend
- O Brennend
- O Pulsierend
- O Pochernd
- O Stechend

Intensität:

- O schwach
- O mittel
- O stark
- O sehr stark
- O __________

Ort des Schmerzes (genaue Beschreibung):

____

____

____

Schmerzdauer (Stunden): ______________________________

Weitere Begleiterscheinungen:

- O Schwitzen
- O Müdigkeit
- O Trägheit
- O Ruhelosigkeit
- O Konzentrationsstörung
- O Schwindel
- O Übelkeit
- O Fieber
- O Schwellungen

Weitere Notizen/Auffälligkeiten:

____

____

____

____

____

Schmerz-Tagebuch

Datum: ______________ **Wetter(Temp.):**________°C

O Sonnig O Bewölkt O Drückend O Regnerisch O Schnee

Einsetzen des Schmerzes (Wann?):

O Morgens
O Vormittags
O Mittags
O Nachmittags
O Abends
O Nachts

Genaue Uhrzeit: ________________

Art des Schmerzes:

O Drückend
O Brennend
O Pulsierend
O Pochernd
O Stechend

Intensität:

O schwach
O mittel
O stark
O sehr stark
O __________

Ort des Schmerzes (genaue Beschreibung):

____

____

____

Schmerzdauer (Stunden): ______________________________

Weitere Begleiterscheinungen:

O Schwitzen
O Müdigkeit
O Trägheit
O Ruhelosigkeit
O Konzentrationsstörung
O Schwindel
O Übelkeit
O Fieber
O Schwellungen

Weitere Notizen/Auffälligkeiten:

____

____

____

____

____

Schmerz-Tagebuch

Datum: ____________ **Wetter(Temp.):**________°C

O Sonnig O Bewölkt O Drückend O Regnerisch O Schnee

Einsetzen des Schmerzes (Wann?):

O Morgens
O Vormittags
O Mittags
O Nachmittags
O Abends
O Nachts

Genaue Uhrzeit: ______________

Art des Schmerzes:

O Drückend
O Brennend
O Pulsierend
O Pochernd
O Stechend

Intensität:

O schwach
O mittel
O stark
O sehr stark
O__________

Ort des Schmerzes (genaue Beschreibung):

____

____

____

Schmerzdauer (Stunden): __________________________

Weitere Begleiterscheinungen:

O Schwitzen
O Müdigkeit
O Trägheit
O Ruhelosigkeit
O Konzentrationsstörung
O Schwindel
O Übelkeit
O Fieber
O Schwellungen

Weitere Notizen/Auffälligkeiten:

____

____

____

____

____

Schmerz-Tagebuch

Datum: ____________ **Wetter(Temp.):**________°C

○ Sonnig ○ Bewölkt ○ Drückend ○ Regnerisch ○ Schnee

Einsetzen des Schmerzes (Wann?):

- ○ Morgens
- ○ Vormittags
- ○ Mittags
- ○ Nachmittags
- ○ Abends
- ○ Nachts

Genaue Uhrzeit: ______________

Art des Schmerzes:

- ○ Drückend
- ○ Brennend
- ○ Pulsierend
- ○ Pochernd
- ○ Stechend

Intensität:

- ○ schwach
- ○ mittel
- ○ stark
- ○ sehr stark
- ○ __________

Ort des Schmerzes (genaue Beschreibung):

____

____

____

Schmerzdauer (Stunden): ______________________

Weitere Begleiterscheinungen:

- ○ Schwitzen
- ○ Müdigkeit
- ○ Trägheit
- ○ Ruhelosigkeit
- ○ Konzentrationsstörung
- ○ Schwindel
- ○ Übelkeit
- ○ Fieber
- ○ Schwellungen

Weitere Notizen/Auffälligkeiten:

____

____

____

____

____

Schmerz-Tagebuch

Datum: ______________ **Wetter(Temp.):**_________°C

○ Sonnig ○ Bewölkt ○ Drückend ○ Regnerisch ○ Schnee

Einsetzen des Schmerzes (Wann?):

Genaue Uhrzeit: ________________

- ○ Morgens
- ○ Vormittags
- ○ Mittags
- ○ Nachmittags
- ○ Abends
- ○ Nachts

Art des Schmerzes:

- ○ Drückend
- ○ Brennend
- ○ Pulsierend
- ○ Pochernd
- ○ Stechend

Intensität:

- ○ schwach
- ○ mittel
- ○ stark
- ○ sehr stark
- ○ __________

Ort des Schmerzes (genaue Beschreibung):

____

____

____

Schmerzdauer (Stunden): ______________________________

Weitere Begleiterscheinungen:

- ○ Schwitzen
- ○ Müdigkeit
- ○ Trägheit
- ○ Ruhelosigkeit
- ○ Konzentrationsstörung
- ○ Schwindel
- ○ Übelkeit
- ○ Fieber
- ○ Schwellungen

Weitere Notizen/Auffälligkeiten:

____

____

____

____

____

Schmerz-Tagebuch

Datum: ______________ **Wetter(Temp.):**_________°C

O Sonnig O Bewölkt O Drückend O Regnerisch O Schnee

Einsetzen des Schmerzes (Wann?):

O Morgens
O Vormittags
O Mittags
O Nachmittags
O Abends
O Nachts

Genaue Uhrzeit: ________________

Art des Schmerzes:

O Drückend
O Brennend
O Pulsierend
O Pochernd
O Stechend

Intensität:

O schwach
O mittel
O stark
O sehr stark
O __________

Ort des Schmerzes (genaue Beschreibung):

____

____

____

Schmerzdauer (Stunden): ______________________________

Weitere Begleiterscheinungen:

O Schwitzen
O Müdigkeit
O Trägheit
O Ruhelosigkeit
O Konzentrationsstörung
O Schwindel
O Übelkeit
O Fieber
O Schwellungen

Weitere Notizen/Auffälligkeiten:

____

____

____

____

____

Schmerz-Tagebuch

Datum: ______________ **Wetter(Temp.):**_________°C

O Sonnig O Bewölkt O Drückend O Regnerisch O Schnee

Einsetzen des Schmerzes (Wann?):
- O Morgens
- O Vormittags
- O Mittags
- O Nachmittags
- O Abends
- O Nachts

Genaue Uhrzeit: ________________

Art des Schmerzes:
- O Drückend
- O Brennend
- O Pulsierend
- O Pochernd
- O Stechend

Intensität:
- O schwach
- O mittel
- O stark
- O sehr stark
- O__________

Ort des Schmerzes (genaue Beschreibung):

____

____

____

Schmerzdauer (Stunden): ______________________________

Weitere Begleiterscheinungen:

O Schwitzen	O Ruhelosigkeit	O Übelkeit
O Müdigkeit	O Konzentrationsstörung	O Fieber
O Trägheit	O Schwindel	O Schwellungen

Weitere Notizen/Auffälligkeiten:

____

____

____

____

____

Schmerz-Tagebuch

Datum: ______________ **Wetter(Temp.):** ________°C

O Sonnig O Bewölkt O Drückend O Regnerisch O Schnee

Einsetzen des Schmerzes (Wann?):

O Morgens
O Vormittags
O Mittags
O Nachmittags
O Abends
O Nachts

Genaue Uhrzeit: ________________

Art des Schmerzes:

O Drückend
O Brennend
O Pulsierend
O Pochend
O Stechend

Intensität:

O schwach
O mittel
O stark
O sehr stark
O __________

Ort des Schmerzes (genaue Beschreibung):

____

____

____

Schmerzdauer (Stunden): ______________________

Weitere Begleiterscheinungen:

O Schwitzen
O Müdigkeit
O Trägheit
O Ruhelosigkeit
O Konzentrationsstörung
O Schwindel
O Übelkeit
O Fieber
O Schwellungen

Weitere Notizen/Auffälligkeiten:

____

____

____

____

____

Schmerz-Tagebuch

Datum: ______________ **Wetter(Temp.):**_________°C

O Sonnig O Bewölkt O Drückend O Regnerisch O Schnee

Einsetzen des Schmerzes (Wann?):

- O Morgens
- O Vormittags
- O Mittags
- O Nachmittags
- O Abends
- O Nachts

Genaue Uhrzeit: _________________

Art des Schmerzes:

- O Drückend
- O Brennend
- O Pulsierend
- O Pochernd
- O Stechend

Intensität:

- O schwach
- O mittel
- O stark
- O sehr stark
- O __________

Ort des Schmerzes (genaue Beschreibung):

____

____

____

Schmerzdauer (Stunden): ______________________________

Weitere Begleiterscheinungen:

- O Schwitzen
- O Müdigkeit
- O Trägheit
- O Ruhelosigkeit
- O Konzentrationsstörung
- O Schwindel
- O Übelkeit
- O Fieber
- O Schwellungen

Weitere Notizen/Auffälligkeiten:

____

____

____

____

____

Schmerz-Tagebuch

Datum: ______________ **Wetter(Temp.):**_________°C

O Sonnig O Bewölkt O Drückend O Regnerisch O Schnee

Einsetzen des Schmerzes (Wann?):

Genaue Uhrzeit: ________________

O Morgens
O Vormittags
O Mittags
O Nachmittags
O Abends
O Nachts

Art des Schmerzes:

O Drückend
O Brennend
O Pulsierend
O Pochernd
O Stechend

Intensität:

O schwach
O mittel
O stark
O sehr stark
O __________

Ort des Schmerzes (genaue Beschreibung):

____

____

____

Schmerzdauer (Stunden): ______________________________

Weitere Begleiterscheinungen:

O Schwitzen
O Müdigkeit
O Trägheit
O Ruhelosigkeit
O Konzentrationsstörung
O Schwindel
O Übelkeit
O Fieber
O Schwellungen

Weitere Notizen/Auffälligkeiten:

____

____

____

____

____

Schmerz-Tagebuch

Datum: ______________ **Wetter(Temp.):**_________°C

○ Sonnig ○ Bewölkt ○ Drückend ○ Regnerisch ○ Schnee

Einsetzen des Schmerzes (Wann?):

- ○ Morgens
- ○ Vormittags
- ○ Mittags
- ○ Nachmittags
- ○ Abends
- ○ Nachts

Genaue Uhrzeit: ________________

Art des Schmerzes:

- ○ Drückend
- ○ Brennend
- ○ Pulsierend
- ○ Pochernd
- ○ Stechend

Intensität:

- ○ schwach
- ○ mittel
- ○ stark
- ○ sehr stark
- ○ __________

Ort des Schmerzes (genaue Beschreibung):

____

____

____

Schmerzdauer (Stunden): ______________________________

Weitere Begleiterscheinungen:

○ Schwitzen	○ Ruhelosigkeit	○ Übelkeit
○ Müdigkeit	○ Konzentrationsstörung	○ Fieber
○ Trägheit	○ Schwindel	○ Schwellungen

Weitere Notizen/Auffälligkeiten:

____

____

____

____

____

Schmerz-Tagebuch

Datum: ______________ **Wetter(Temp.):**_________°C

O Sonnig O Bewölkt O Drückend O Regnerisch O Schnee

Einsetzen des Schmerzes (Wann?):

O Morgens
O Vormittags
O Mittags
O Nachmittags
O Abends
O Nachts

Genaue Uhrzeit: ________________

Art des Schmerzes:

O Drückend
O Brennend
O Pulsierend
O Pochernd
O Stechend

Intensität:

O schwach
O mittel
O stark
O sehr stark
O __________

Ort des Schmerzes (genaue Beschreibung):

____

____

____

Schmerzdauer (Stunden): ______________________________

Weitere Begleiterscheinungen:

O Schwitzen
O Müdigkeit
O Trägheit
O Ruhelosigkeit
O Konzentrationsstörung
O Schwindel
O Übelkeit
O Fieber
O Schwellungen

Weitere Notizen/Auffälligkeiten:

____

____

____

____

____

Schmerz-Tagebuch

Datum: ______________ **Wetter(Temp.):** _________°C

○ Sonnig ○ Bewölkt ○ Drückend ○ Regnerisch ○ Schnee

Einsetzen des Schmerzes (Wann?):

○ Morgens
○ Vormittags
○ Mittags
○ Nachmittags
○ Abends
○ Nachts

Genaue Uhrzeit: ________________

Art des Schmerzes:

○ Drückend
○ Brennend
○ Pulsierend
○ Pochernd
○ Stechend

Intensität:

○ schwach
○ mittel
○ stark
○ sehr stark
○ __________

Ort des Schmerzes (genaue Beschreibung):

____

____

____

Schmerzdauer (Stunden): ______________________________

Weitere Begleiterscheinungen:

○ Schwitzen ○ Ruhelosigkeit ○ Übelkeit
○ Müdigkeit ○ Konzentrationsstörung ○ Fieber
○ Trägheit ○ Schwindel ○ Schwellungen

Weitere Notizen/Auffälligkeiten:

____

____

____

____

____

Schmerz-Tagebuch

Datum: ______________ **Wetter(Temp.):**_________°C

○ Sonnig ○ Bewölkt ○ Drückend ○ Regnerisch ○ Schnee

Einsetzen des Schmerzes (Wann?):

○ Morgens
○ Vormittags
○ Mittags
○ Nachmittags
○ Abends
○ Nachts

Genaue Uhrzeit: ________________

Art des Schmerzes:

○ Drückend
○ Brennend
○ Pulsierend
○ Pochernd
○ Stechend

Intensität:

○ schwach
○ mittel
○ stark
○ sehr stark
○ __________

Ort des Schmerzes (genaue Beschreibung):

____

____

____

Schmerzdauer (Stunden): ______________________________

Weitere Begleiterscheinungen:

○ Schwitzen ○ Ruhelosigkeit ○ Übelkeit
○ Müdigkeit ○ Konzentrationsstörung ○ Fieber
○ Trägheit ○ Schwindel ○ Schwellungen

Weitere Notizen/Auffälligkeiten:

____

____

____

____

____

Schmerz-Tagebuch

Datum: ______________ **Wetter(Temp.):**_________°C

O Sonnig O Bewölkt O Drückend O Regnerisch O Schnee

Einsetzen des Schmerzes (Wann?):

O Morgens
O Vormittags
O Mittags
O Nachmittags
O Abends
O Nachts

Genaue Uhrzeit: ________________

Art des Schmerzes:

O Drückend
O Brennend
O Pulsierend
O Pochernd
O Stechend

Intensität:

O schwach
O mittel
O stark
O sehr stark
O __________

Ort des Schmerzes (genaue Beschreibung):

____

____

____

Schmerzdauer (Stunden): ______________________________

Weitere Begleiterscheinungen:

O Schwitzen
O Müdigkeit
O Trägheit
O Ruhelosigkeit
O Konzentrationsstörung
O Schwindel
O Übelkeit
O Fieber
O Schwellungen

Weitere Notizen/Auffälligkeiten:

____

____

____

____

____

Schmerz-Tagebuch

Datum: ______________ **Wetter(Temp.):**_________ °C

O Sonnig O Bewölkt O Drückend O Regnerisch O Schnee

Einsetzen des Schmerzes (Wann?):

O Morgens
O Vormittags
O Mittags
O Nachmittags
O Abends
O Nachts

Genaue Uhrzeit: ________________

Art des Schmerzes:

O Drückend
O Brennend
O Pulsierend
O Pochernd
O Stechend

Intensität:

O schwach
O mittel
O stark
O sehr stark
O __________

Ort des Schmerzes (genaue Beschreibung):

____

____

____

Schmerzdauer (Stunden): ______________________________

Weitere Begleiterscheinungen:

O Schwitzen
O Müdigkeit
O Trägheit
O Ruhelosigkeit
O Konzentrationsstörung
O Schwindel
O Übelkeit
O Fieber
O Schwellungen

Weitere Notizen/Auffälligkeiten:

____

____

____

____

____

Schmerz-Tagebuch

Datum: ______________ **Wetter(Temp.):**_________°C

○ Sonnig ○ Bewölkt ○ Drückend ○ Regnerisch ○ Schnee

Einsetzen des Schmerzes (Wann?):

○ Morgens
○ Vormittags
○ Mittags
○ Nachmittags
○ Abends
○ Nachts

Genaue Uhrzeit: ________________

Art des Schmerzes:

○ Drückend
○ Brennend
○ Pulsierend
○ Pochernd
○ Stechend

Intensität:

○ schwach
○ mittel
○ stark
○ sehr stark
○ __________

Ort des Schmerzes (genaue Beschreibung):

____

____

____

Schmerzdauer (Stunden): ______________________________

Weitere Begleiterscheinungen:

○ Schwitzen ○ Ruhelosigkeit ○ Übelkeit
○ Müdigkeit ○ Konzentrationsstörung ○ Fieber
○ Trägheit ○ Schwindel ○ Schwellungen

Weitere Notizen/Auffälligkeiten:

____

____

____

____

____

Schmerz-Tagebuch

Datum: ______________ **Wetter(Temp.):**_________°C

O Sonnig O Bewölkt O Drückend O Regnerisch O Schnee

Einsetzen des Schmerzes (Wann?):

O Morgens
O Vormittags
O Mittags
O Nachmittags
O Abends
O Nachts

Genaue Uhrzeit: ________________

Art des Schmerzes:

O Drückend
O Brennend
O Pulsierend
O Pochernd
O Stechend

Intensität:

O schwach
O mittel
O stark
O sehr stark
O __________

Ort des Schmerzes (genaue Beschreibung):

____

____

____

Schmerzdauer (Stunden): ______________________

Weitere Begleiterscheinungen:

O Schwitzen
O Müdigkeit
O Trägheit
O Ruhelosigkeit
O Konzentrationsstörung
O Schwindel
O Übelkeit
O Fieber
O Schwellungen

Weitere Notizen/Auffälligkeiten:

____

____

____

____

____

Schmerz-Tagebuch

Datum: ______________ **Wetter(Temp.):**_________°C

O Sonnig O Bewölkt O Drückend O Regnerisch O Schnee

Einsetzen des Schmerzes (Wann?):

O Morgens
O Vormittags
O Mittags
O Nachmittags
O Abends
O Nachts

Genaue Uhrzeit: _________________

Art des Schmerzes:

O Drückend
O Brennend
O Pulsierend
O Pochernd
O Stechend

Intensität:

O schwach
O mittel
O stark
O sehr stark
O __________

Ort des Schmerzes (genaue Beschreibung):

____

____

____

Schmerzdauer (Stunden): ________________________________

Weitere Begleiterscheinungen:

O Schwitzen
O Müdigkeit
O Trägheit
O Ruhelosigkeit
O Konzentrationsstörung
O Schwindel
O Übelkeit
O Fieber
O Schwellungen

Weitere Notizen/Auffälligkeiten:

____

____

____

____

____

Schmerz-Tagebuch

Datum: ______________ **Wetter(Temp.):**_________°C

O Sonnig O Bewölkt O Drückend O Regnerisch O Schnee

Einsetzen des Schmerzes (Wann?):

- O Morgens
- O Vormittags
- O Mittags
- O Nachmittags
- O Abends
- O Nachts

Genaue Uhrzeit: ________________

Art des Schmerzes:

- O Drückend
- O Brennend
- O Pulsierend
- O Pochernd
- O Stechend

Intensität:

- O schwach
- O mittel
- O stark
- O sehr stark
- O __________

Ort des Schmerzes (genaue Beschreibung):

____

____

____

Schmerzdauer (Stunden): ______________________________

Weitere Begleiterscheinungen:

O Schwitzen	O Ruhelosigkeit	O Übelkeit
O Müdigkeit	O Konzentrationsstörung	O Fieber
O Trägheit	O Schwindel	O Schwellungen

Weitere Notizen/Auffälligkeiten:

____

____

____

____

____

Schmerz-Tagebuch

Datum: ______________ **Wetter(Temp.):**_________°C

○ Sonnig ○ Bewölkt ○ Drückend ○ Regnerisch ○ Schnee

Einsetzen des Schmerzes (Wann?):

○ Morgens
○ Vormittags
○ Mittags
○ Nachmittags
○ Abends
○ Nachts

Genaue Uhrzeit: ________________

Art des Schmerzes:

○ Drückend
○ Brennend
○ Pulsierend
○ Pochernd
○ Stechend

Intensität:

○ schwach
○ mittel
○ stark
○ sehr stark
○ __________

Ort des Schmerzes (genaue Beschreibung):

____

____

____

Schmerzdauer (Stunden): ______________________________

Weitere Begleiterscheinungen:

○ Schwitzen ○ Ruhelosigkeit ○ Übelkeit
○ Müdigkeit ○ Konzentrationsstörung ○ Fieber
○ Trägheit ○ Schwindel ○ Schwellungen

Weitere Notizen/Auffälligkeiten:

____

____

____

____

____

Schmerz-Tagebuch

Datum: ______________ **Wetter(Temp.):**__________°C

○ Sonnig ○ Bewölkt ○ Drückend ○ Regnerisch ○ Schnee

Einsetzen des Schmerzes (Wann?):

○ Morgens
○ Vormittags
○ Mittags
○ Nachmittags
○ Abends
○ Nachts

Genaue Uhrzeit: ________________

Art des Schmerzes:

○ Drückend
○ Brennend
○ Pulsierend
○ Pochernd
○ Stechend

Intensität:

○ schwach
○ mittel
○ stark
○ sehr stark
○ __________

Ort des Schmerzes (genaue Beschreibung):

____

____

____

Schmerzdauer (Stunden): ______________________________

Weitere Begleiterscheinungen:

○ Schwitzen
○ Müdigkeit
○ Trägheit
○ Ruhelosigkeit
○ Konzentrationsstörung
○ Schwindel
○ Übelkeit
○ Fieber
○ Schwellungen

Weitere Notizen/Auffälligkeiten:

____

____

____

____

____

Schmerz-Tagebuch

Datum: ______________ **Wetter(Temp.):**_________°C

O Sonnig O Bewölkt O Drückend O Regnerisch O Schnee

Einsetzen des Schmerzes (Wann?):

Genaue Uhrzeit: _________________

O Morgens
O Vormittags
O Mittags
O Nachmittags
O Abends
O Nachts

Art des Schmerzes:

O Drückend
O Brennend
O Pulsierend
O Pochernd
O Stechend

Intensität:

O schwach
O mittel
O stark
O sehr stark
O __________

Ort des Schmerzes (genaue Beschreibung):

____

____

____

Schmerzdauer (Stunden): ________________________________

Weitere Begleiterscheinungen:

O Schwitzen
O Müdigkeit
O Trägheit
O Ruhelosigkeit
O Konzentrationsstörung
O Schwindel
O Übelkeit
O Fieber
O Schwellungen

Weitere Notizen/Auffälligkeiten:

____

____

____

____

____

Schmerz-Tagebuch

Datum: ______________ **Wetter(Temp.):**_________°C

O Sonnig O Bewölkt O Drückend O Regnerisch O Schnee

Einsetzen des Schmerzes (Wann?):

O Morgens
O Vormittags
O Mittags
O Nachmittags
O Abends
O Nachts

Genaue Uhrzeit: ________________

Art des Schmerzes:

O Drückend
O Brennend
O Pulsierend
O Pochernd
O Stechend

Intensität:

O schwach
O mittel
O stark
O sehr stark
O __________

Ort des Schmerzes (genaue Beschreibung):

____

____

____

Schmerzdauer (Stunden): ______________________________

Weitere Begleiterscheinungen:

O Schwitzen
O Müdigkeit
O Trägheit
O Ruhelosigkeit
O Konzentrationsstörung
O Schwindel
O Übelkeit
O Fieber
O Schwellungen

Weitere Notizen/Auffälligkeiten:

____

____

____

____

____

Schmerz-Tagebuch

Datum: ______________ **Wetter(Temp.):**_________°C

○ Sonnig ○ Bewölkt ○ Drückend ○ Regnerisch ○ Schnee

Einsetzen des Schmerzes (Wann?):

- ○ Morgens
- ○ Vormittags
- ○ Mittags
- ○ Nachmittags
- ○ Abends
- ○ Nachts

Genaue Uhrzeit: ________________

Art des Schmerzes:

- ○ Drückend
- ○ Brennend
- ○ Pulsierend
- ○ Pochernd
- ○ Stechend

Intensität:

- ○ schwach
- ○ mittel
- ○ stark
- ○ sehr stark
- ○ __________

Ort des Schmerzes (genaue Beschreibung):

____

____

____

Schmerzdauer (Stunden): ______________________________

Weitere Begleiterscheinungen:

○ Schwitzen	○ Ruhelosigkeit	○ Übelkeit
○ Müdigkeit	○ Konzentrationsstörung	○ Fieber
○ Trägheit	○ Schwindel	○ Schwellungen

Weitere Notizen/Auffälligkeiten:

____

____

____

____

____

Schmerz-Tagebuch

Datum: ____________ **Wetter(Temp.):**________°C

○ Sonnig ○ Bewölkt ○ Drückend ○ Regnerisch ○ Schnee

Einsetzen des Schmerzes (Wann?):

○ Morgens
○ Vormittags
○ Mittags
○ Nachmittags
○ Abends
○ Nachts

Genaue Uhrzeit: ______________

Art des Schmerzes:

○ Drückend
○ Brennend
○ Pulsierend
○ Pochernd
○ Stechend

Intensität:

○ schwach
○ mittel
○ stark
○ sehr stark
○ __________

Ort des Schmerzes (genaue Beschreibung):

____

____

____

Schmerzdauer (Stunden): ______________

Weitere Begleiterscheinungen:

○ Schwitzen
○ Müdigkeit
○ Trägheit
○ Ruhelosigkeit
○ Konzentrationsstörung
○ Schwindel
○ Übelkeit
○ Fieber
○ Schwellungen

Weitere Notizen/Auffälligkeiten:

____

____

____

____

____

Schmerz-Tagebuch

Datum: ____________ **Wetter(Temp.):**________°C

O Sonnig O Bewölkt O Drückend O Regnerisch O Schnee

Einsetzen des Schmerzes (Wann?):

O Morgens
O Vormittags
O Mittags
O Nachmittags
O Abends
O Nachts

Genaue Uhrzeit: ______________

Art des Schmerzes:

O Drückend
O Brennend
O Pulsierend
O Pochernd
O Stechend

Intensität:

O schwach
O mittel
O stark
O sehr stark
O__________

Ort des Schmerzes (genaue Beschreibung):

____

____

____

Schmerzdauer (Stunden): __________________________

Weitere Begleiterscheinungen:

O Schwitzen O Ruhelosigkeit O Übelkeit
O Müdigkeit O Konzentrationsstörung O Fieber
O Trägheit O Schwindel O Schwellungen

Weitere Notizen/Auffälligkeiten:

____

____

____

____

____

Schmerz-Tagebuch

Datum: ______________ **Wetter(Temp.):**________°C

○ Sonnig ○ Bewölkt ○ Drückend ○ Regnerisch ○ Schnee

Einsetzen des Schmerzes (Wann?):

- ○ Morgens
- ○ Vormittags
- ○ Mittags
- ○ Nachmittags
- ○ Abends
- ○ Nachts

Genaue Uhrzeit: _________________

Art des Schmerzes:

- ○ Drückend
- ○ Brennend
- ○ Pulsierend
- ○ Pochernd
- ○ Stechend

Intensität:

- ○ schwach
- ○ mittel
- ○ stark
- ○ sehr stark
- ○ __________

Ort des Schmerzes (genaue Beschreibung):

____

____

____

Schmerzdauer (Stunden): ______________________________

Weitere Begleiterscheinungen:

- ○ Schwitzen
- ○ Müdigkeit
- ○ Trägheit
- ○ Ruhelosigkeit
- ○ Konzentrationsstörung
- ○ Schwindel
- ○ Übelkeit
- ○ Fieber
- ○ Schwellungen

Weitere Notizen/Auffälligkeiten:

____

____

____

____

____

Schmerz-Tagebuch

Datum: ______________ **Wetter(Temp.):**_________°C

○ Sonnig ○ Bewölkt ○ Drückend ○ Regnerisch ○ Schnee

Einsetzen des Schmerzes (Wann?):

○ Morgens
○ Vormittags
○ Mittags
○ Nachmittags
○ Abends
○ Nachts

Genaue Uhrzeit: ________________

Art des Schmerzes:

○ Drückend
○ Brennend
○ Pulsierend
○ Pochernd
○ Stechend

Intensität:

○ schwach
○ mittel
○ stark
○ sehr stark
○ __________

Ort des Schmerzes (genaue Beschreibung):

____

____

____

Schmerzdauer (Stunden): ______________________________

Weitere Begleiterscheinungen:

○ Schwitzen ○ Ruhelosigkeit ○ Übelkeit
○ Müdigkeit ○ Konzentrationsstörung ○ Fieber
○ Trägheit ○ Schwindel ○ Schwellungen

Weitere Notizen/Auffälligkeiten:

____

____

____

____

____

Schmerz-Tagebuch

Datum: ______________ **Wetter(Temp.):**_________°C

O Sonnig O Bewölkt O Drückend O Regnerisch O Schnee

Einsetzen des Schmerzes (Wann?):

O Morgens
O Vormittags
O Mittags
O Nachmittags
O Abends
O Nachts

Genaue Uhrzeit: ________________

Art des Schmerzes:

O Drückend
O Brennend
O Pulsierend
O Pochernd
O Stechend

Intensität:

O schwach
O mittel
O stark
O sehr stark
O __________

Ort des Schmerzes (genaue Beschreibung):

____

____

____

Schmerzdauer (Stunden): ______________________________

Weitere Begleiterscheinungen:

O Schwitzen
O Müdigkeit
O Trägheit
O Ruhelosigkeit
O Konzentrationsstörung
O Schwindel
O Übelkeit
O Fieber
O Schwellungen

Weitere Notizen/Auffälligkeiten:

____

____

____

____

____

Schmerz-Tagebuch

Datum: ______________ **Wetter(Temp.):**_________°C

○ Sonnig ○ Bewölkt ○ Drückend ○ Regnerisch ○ Schnee

Einsetzen des Schmerzes (Wann?):

- ○ Morgens
- ○ Vormittags
- ○ Mittags
- ○ Nachmittags
- ○ Abends
- ○ Nachts

Genaue Uhrzeit: ________________

Art des Schmerzes:

- ○ Drückend
- ○ Brennend
- ○ Pulsierend
- ○ Pochernd
- ○ Stechend

Intensität:

- ○ schwach
- ○ mittel
- ○ stark
- ○ sehr stark
- ○ __________

Ort des Schmerzes (genaue Beschreibung):

____

____

____

Schmerzdauer (Stunden): ______________________________

Weitere Begleiterscheinungen:

- ○ Schwitzen
- ○ Müdigkeit
- ○ Trägheit
- ○ Ruhelosigkeit
- ○ Konzentrationsstörung
- ○ Schwindel
- ○ Übelkeit
- ○ Fieber
- ○ Schwellungen

Weitere Notizen/Auffälligkeiten:

____

____

____

____

____

Schmerz-Tagebuch

Datum: ______________ **Wetter(Temp.):**_________°C

O Sonnig O Bewölkt O Drückend O Regnerisch O Schnee

Einsetzen des Schmerzes (Wann?):

O Morgens
O Vormittags
O Mittags
O Nachmittags
O Abends
O Nachts

Genaue Uhrzeit: ________________

Art des Schmerzes:

O Drückend
O Brennend
O Pulsierend
O Pochernd
O Stechend

Intensität:

O schwach
O mittel
O stark
O sehr stark
O __________

Ort des Schmerzes (genaue Beschreibung):

____

____

____

Schmerzdauer (Stunden): ______________________________

Weitere Begleiterscheinungen:

O Schwitzen
O Müdigkeit
O Trägheit
O Ruhelosigkeit
O Konzentrationsstörung
O Schwindel
O Übelkeit
O Fieber
O Schwellungen

Weitere Notizen/Auffälligkeiten:

____

____

____

____

____

Schmerz-Tagebuch

Datum: ______________ **Wetter(Temp.):**_________°C

O Sonnig O Bewölkt O Drückend O Regnerisch O Schnee

Einsetzen des Schmerzes (Wann?):

O Morgens
O Vormittags
O Mittags
O Nachmittags
O Abends
O Nachts

Genaue Uhrzeit: ________________

Art des Schmerzes:

O Drückend
O Brennend
O Pulsierend
O Pochernd
O Stechend

Intensität:

O schwach
O mittel
O stark
O sehr stark
O __________

Ort des Schmerzes (genaue Beschreibung):

____

____

____

Schmerzdauer (Stunden): ______________________

Weitere Begleiterscheinungen:

O Schwitzen
O Müdigkeit
O Trägheit
O Ruhelosigkeit
O Konzentrationsstörung
O Schwindel
O Übelkeit
O Fieber
O Schwellungen

Weitere Notizen/Auffälligkeiten:

____

____

____

____

____

Schmerz-Tagebuch

Datum: ______________ **Wetter(Temp.):**_________°C

O Sonnig O Bewölkt O Drückend O Regnerisch O Schnee

Einsetzen des Schmerzes (Wann?):

O Morgens
O Vormittags
O Mittags
O Nachmittags
O Abends
O Nachts

Genaue Uhrzeit: ________________

Art des Schmerzes:

O Drückend
O Brennend
O Pulsierend
O Pochernd
O Stechend

Intensität:

O schwach
O mittel
O stark
O sehr stark
O __________

Ort des Schmerzes (genaue Beschreibung):

____

____

____

Schmerzdauer (Stunden): ______________________________

Weitere Begleiterscheinungen:

O Schwitzen
O Müdigkeit
O Trägheit
O Ruhelosigkeit
O Konzentrationsstörung
O Schwindel
O Übelkeit
O Fieber
O Schwellungen

Weitere Notizen/Auffälligkeiten:

____

____

____

____

____

Schmerz-Tagebuch

Datum: ____________ **Wetter(Temp.):**________°C

O Sonnig O Bewölkt O Drückend O Regnerisch O Schnee

Einsetzen des Schmerzes (Wann?):

- O Morgens
- O Vormittags
- O Mittags
- O Nachmittags
- O Abends
- O Nachts

Genaue Uhrzeit: ______________

Art des Schmerzes:

- O Drückend
- O Brennend
- O Pulsierend
- O Pochernd
- O Stechend

Intensität:

- O schwach
- O mittel
- O stark
- O sehr stark
- O_________

Ort des Schmerzes (genaue Beschreibung):

____

____

____

Schmerzdauer (Stunden): ______________________

Weitere Begleiterscheinungen:

- O Schwitzen
- O Müdigkeit
- O Trägheit
- O Ruhelosigkeit
- O Konzentrationsstörung
- O Schwindel
- O Übelkeit
- O Fieber
- O Schwellungen

Weitere Notizen/Auffälligkeiten:

____

____

____

____

____

Schmerz-Tagebuch

Datum: ______________ **Wetter(Temp.):**_________°C

O Sonnig O Bewölkt O Drückend O Regnerisch O Schnee

Einsetzen des Schmerzes (Wann?):

O Morgens
O Vormittags
O Mittags
O Nachmittags
O Abends
O Nachts

Genaue Uhrzeit: ________________

Art des Schmerzes:

O Drückend
O Brennend
O Pulsierend
O Pochernd
O Stechend

Intensität:

O schwach
O mittel
O stark
O sehr stark
O __________

Ort des Schmerzes (genaue Beschreibung):

____

____

____

Schmerzdauer (Stunden): ______________________________

Weitere Begleiterscheinungen:

O Schwitzen
O Müdigkeit
O Trägheit
O Ruhelosigkeit
O Konzentrationsstörung
O Schwindel
O Übelkeit
O Fieber
O Schwellungen

Weitere Notizen/Auffälligkeiten:

____

____

____

____

____

Schmerz-Tagebuch

Datum: ______________ **Wetter(Temp.):**_________°C

O Sonnig O Bewölkt O Drückend O Regnerisch O Schnee

Einsetzen des Schmerzes (Wann?):

O Morgens
O Vormittags
O Mittags
O Nachmittags
O Abends
O Nachts

Genaue Uhrzeit: _________________

Art des Schmerzes:

O Drückend
O Brennend
O Pulsierend
O Pochernd
O Stechend

Intensität:

O schwach
O mittel
O stark
O sehr stark
O__________

Ort des Schmerzes (genaue Beschreibung):

____

____

____

Schmerzdauer (Stunden): ______________________________

Weitere Begleiterscheinungen:

O Schwitzen
O Müdigkeit
O Trägheit
O Ruhelosigkeit
O Konzentrationsstörung
O Schwindel
O Übelkeit
O Fieber
O Schwellungen

Weitere Notizen/Auffälligkeiten:

____

____

____

____

____

Schmerz-Tagebuch

Datum: ______________ **Wetter(Temp.):**_________°C

O Sonnig O Bewölkt O Drückend O Regnerisch O Schnee

Einsetzen des Schmerzes (Wann?):

O Morgens
O Vormittags
O Mittags
O Nachmittags
O Abends
O Nachts

Genaue Uhrzeit: ________________

Art des Schmerzes:

O Drückend
O Brennend
O Pulsierend
O Pochernd
O Stechend

Intensität:

O schwach
O mittel
O stark
O sehr stark
O__________

Ort des Schmerzes (genaue Beschreibung):

____

____

____

Schmerzdauer (Stunden): ______________________________

Weitere Begleiterscheinungen:

O Schwitzen
O Müdigkeit
O Trägheit
O Ruhelosigkeit
O Konzentrationsstörung
O Schwindel
O Übelkeit
O Fieber
O Schwellungen

Weitere Notizen/Auffälligkeiten:

____

____

____

____

____

Schmerz-Tagebuch

Datum: ____________ **Wetter(Temp.):**________°C

O Sonnig O Bewölkt O Drückend O Regnerisch O Schnee

Einsetzen des Schmerzes (Wann?):

O Morgens
O Vormittags
O Mittags
O Nachmittags
O Abends
O Nachts

Genaue Uhrzeit: ______________

Art des Schmerzes:

O Drückend
O Brennend
O Pulsierend
O Pochernd
O Stechend

Intensität:

O schwach
O mittel
O stark
O sehr stark
O__________

Ort des Schmerzes (genaue Beschreibung):

____

____

____

Schmerzdauer (Stunden): __________________________

Weitere Begleiterscheinungen:

O Schwitzen
O Müdigkeit
O Trägheit
O Ruhelosigkeit
O Konzentrationsstörung
O Schwindel
O Übelkeit
O Fieber
O Schwellungen

Weitere Notizen/Auffälligkeiten:

____

____

____

____

____

Schmerz-Tagebuch

Datum: ______________ **Wetter(Temp.):**_________°C

O Sonnig O Bewölkt O Drückend O Regnerisch O Schnee

Einsetzen des Schmerzes (Wann?):

O Morgens
O Vormittags
O Mittags
O Nachmittags
O Abends
O Nachts

Genaue Uhrzeit: _________________

Art des Schmerzes:

O Drückend
O Brennend
O Pulsierend
O Pochernd
O Stechend

Intensität:

O schwach
O mittel
O stark
O sehr stark
O__________

Ort des Schmerzes (genaue Beschreibung):

____

____

____

Schmerzdauer (Stunden): ___________________________

Weitere Begleiterscheinungen:

O Schwitzen
O Müdigkeit
O Trägheit
O Ruhelosigkeit
O Konzentrationsstörung
O Schwindel
O Übelkeit
O Fieber
O Schwellungen

Weitere Notizen/Auffälligkeiten:

____

____

____

____

____

Schmerz-Tagebuch

Datum: ______________ **Wetter(Temp.):**_________°C

O Sonnig O Bewölkt O Drückend O Regnerisch O Schnee

Einsetzen des Schmerzes (Wann?):

- O Morgens
- O Vormittags
- O Mittags
- O Nachmittags
- O Abends
- O Nachts

Genaue Uhrzeit: ________________

Art des Schmerzes:

- O Drückend
- O Brennend
- O Pulsierend
- O Pochernd
- O Stechend

Intensität:

- O schwach
- O mittel
- O stark
- O sehr stark
- O __________

Ort des Schmerzes (genaue Beschreibung):

____

____

____

Schmerzdauer (Stunden): ______________________________

Weitere Begleiterscheinungen:

- O Schwitzen
- O Müdigkeit
- O Trägheit
- O Ruhelosigkeit
- O Konzentrationsstörung
- O Schwindel
- O Übelkeit
- O Fieber
- O Schwellungen

Weitere Notizen/Auffälligkeiten:

____

____

____

____

____

Schmerz-Tagebuch

Datum: ______________ **Wetter(Temp.):**________°C

O Sonnig O Bewölkt O Drückend O Regnerisch O Schnee

Einsetzen des Schmerzes (Wann?):

O Morgens
O Vormittags
O Mittags
O Nachmittags
O Abends
O Nachts

Genaue Uhrzeit: ________________

Art des Schmerzes:

O Drückend
O Brennend
O Pulsierend
O Pochernd
O Stechend

Intensität:

O schwach
O mittel
O stark
O sehr stark
O __________

Ort des Schmerzes (genaue Beschreibung):

____

____

____

Schmerzdauer (Stunden): ______________________________

Weitere Begleiterscheinungen:

O Schwitzen
O Müdigkeit
O Trägheit
O Ruhelosigkeit
O Konzentrationsstörung
O Schwindel
O Übelkeit
O Fieber
O Schwellungen

Weitere Notizen/Auffälligkeiten:

____

____

____

____

____

Schmerz-Tagebuch

Datum: ______________ **Wetter(Temp.):**________°C

○ Sonnig ○ Bewölkt ○ Drückend ○ Regnerisch ○ Schnee

Einsetzen des Schmerzes (Wann?):

○ Morgens
○ Vormittags
○ Mittags
○ Nachmittags
○ Abends
○ Nachts

Genaue Uhrzeit: ________________

Art des Schmerzes:

○ Drückend
○ Brennend
○ Pulsierend
○ Pochernd
○ Stechend

Intensität:

○ schwach
○ mittel
○ stark
○ sehr stark
○ __________

Ort des Schmerzes (genaue Beschreibung):

____

____

____

Schmerzdauer (Stunden): ______________________________

Weitere Begleiterscheinungen:

○ Schwitzen ○ Ruhelosigkeit ○ Übelkeit
○ Müdigkeit ○ Konzentrationsstörung ○ Fieber
○ Trägheit ○ Schwindel ○ Schwellungen

Weitere Notizen/Auffälligkeiten:

____

____

____

____

____

Schmerz-Tagebuch

Datum: ______________ **Wetter(Temp.):**_________°C

○ Sonnig ○ Bewölkt ○ Drückend ○ Regnerisch ○ Schnee

Einsetzen des Schmerzes (Wann?):

○ Morgens
○ Vormittags
○ Mittags
○ Nachmittags
○ Abends
○ Nachts

Genaue Uhrzeit: ________________

Art des Schmerzes:

○ Drückend
○ Brennend
○ Pulsierend
○ Pochernd
○ Stechend

Intensität:

○ schwach
○ mittel
○ stark
○ sehr stark
○ __________

Ort des Schmerzes (genaue Beschreibung):

____

____

____

Schmerzdauer (Stunden): ______________________________

Weitere Begleiterscheinungen:

○ Schwitzen ○ Ruhelosigkeit ○ Übelkeit
○ Müdigkeit ○ Konzentrationsstörung ○ Fieber
○ Trägheit ○ Schwindel ○ Schwellungen

Weitere Notizen/Auffälligkeiten:

____

____

____

____

____

Schmerz-Tagebuch

Datum: ____________ **Wetter(Temp.):**________°C

O Sonnig O Bewölkt O Drückend O Regnerisch O Schnee

Einsetzen des Schmerzes (Wann?):

O Morgens
O Vormittags
O Mittags
O Nachmittags
O Abends
O Nachts

Genaue Uhrzeit: ________________

Art des Schmerzes:

O Drückend
O Brennend
O Pulsierend
O Pochernd
O Stechend

Intensität:

O schwach
O mittel
O stark
O sehr stark
O __________

Ort des Schmerzes (genaue Beschreibung):

____

____

____

Schmerzdauer (Stunden): ______________________

Weitere Begleiterscheinungen:

O Schwitzen
O Müdigkeit
O Trägheit
O Ruhelosigkeit
O Konzentrationsstörung
O Schwindel
O Übelkeit
O Fieber
O Schwellungen

Weitere Notizen/Auffälligkeiten:

____

____

____

____

____

Schmerz-Tagebuch

Datum: ______________ **Wetter(Temp.):**__________°C

○ Sonnig ○ Bewölkt ○ Drückend ○ Regnerisch ○ Schnee

Einsetzen des Schmerzes (Wann?):

- ○ Morgens
- ○ Vormittags
- ○ Mittags
- ○ Nachmittags
- ○ Abends
- ○ Nachts

Genaue Uhrzeit: ________________

Art des Schmerzes:

- ○ Drückend
- ○ Brennend
- ○ Pulsierend
- ○ Pochernd
- ○ Stechend

Intensität:

- ○ schwach
- ○ mittel
- ○ stark
- ○ sehr stark
- ○ __________

Ort des Schmerzes (genaue Beschreibung):

____

____

____

Schmerzdauer (Stunden): ______________________________

Weitere Begleiterscheinungen:

- ○ Schwitzen
- ○ Müdigkeit
- ○ Trägheit
- ○ Ruhelosigkeit
- ○ Konzentrationsstörung
- ○ Schwindel
- ○ Übelkeit
- ○ Fieber
- ○ Schwellungen

Weitere Notizen/Auffälligkeiten:

____

____

____

____

____

Schmerz-Tagebuch

Datum: ______________ **Wetter(Temp.):**_________°C

O Sonnig O Bewölkt O Drückend O Regnerisch O Schnee

Einsetzen des Schmerzes (Wann?):

- O Morgens
- O Vormittags
- O Mittags
- O Nachmittags
- O Abends
- O Nachts

Genaue Uhrzeit: ________________

Art des Schmerzes:

- O Drückend
- O Brennend
- O Pulsierend
- O Pochernd
- O Stechend

Intensität:

- O schwach
- O mittel
- O stark
- O sehr stark
- O __________

Ort des Schmerzes (genaue Beschreibung):

____

____

____

Schmerzdauer (Stunden): ______________________________

Weitere Begleiterscheinungen:

O Schwitzen	O Ruhelosigkeit	O Übelkeit
O Müdigkeit	O Konzentrationsstörung	O Fieber
O Trägheit	O Schwindel	O Schwellungen

Weitere Notizen/Auffälligkeiten:

____

____

____

____

____

Schmerz-Tagebuch

Datum: ______________ **Wetter(Temp.):**_________°C

O Sonnig O Bewölkt O Drückend O Regnerisch O Schnee

Einsetzen des Schmerzes (Wann?):

O Morgens
O Vormittags
O Mittags
O Nachmittags
O Abends
O Nachts

Genaue Uhrzeit: _________________

Art des Schmerzes:

O Drückend
O Brennend
O Pulsierend
O Pochernd
O Stechend

Intensität:

O schwach
O mittel
O stark
O sehr stark
O__________

Ort des Schmerzes (genaue Beschreibung):

____

____

____

Schmerzdauer (Stunden): ________________________________

Weitere Begleiterscheinungen:

O Schwitzen
O Müdigkeit
O Trägheit
O Ruhelosigkeit
O Konzentrationsstörung
O Schwindel
O Übelkeit
O Fieber
O Schwellungen

Weitere Notizen/Auffälligkeiten:

____

____

____

____

____

Schmerz-Tagebuch

Datum: ____________ **Wetter(Temp.):**________°C

O Sonnig O Bewölkt O Drückend O Regnerisch O Schnee

Einsetzen des Schmerzes (Wann?):

O Morgens
O Vormittags
O Mittags
O Nachmittags
O Abends
O Nachts

Genaue Uhrzeit: ______________

Art des Schmerzes:

O Drückend
O Brennend
O Pulsierend
O Pochernd
O Stechend

Intensität:

O schwach
O mittel
O stark
O sehr stark
O __________

Ort des Schmerzes (genaue Beschreibung):

____

____

____

Schmerzdauer (Stunden): ____________________

Weitere Begleiterscheinungen:

O Schwitzen
O Müdigkeit
O Trägheit
O Ruhelosigkeit
O Konzentrationsstörung
O Schwindel
O Übelkeit
O Fieber
O Schwellungen

Weitere Notizen/Auffälligkeiten:

____

____

____

____

____

Schmerz-Tagebuch

Datum: ______________ **Wetter(Temp.):**_________°C

O Sonnig O Bewölkt O Drückend O Regnerisch O Schnee

Einsetzen des Schmerzes (Wann?):

- O Morgens
- O Vormittags
- O Mittags
- O Nachmittags
- O Abends
- O Nachts

Genaue Uhrzeit: ________________

Art des Schmerzes:

- O Drückend
- O Brennend
- O Pulsierend
- O Pochernd
- O Stechend

Intensität:

- O schwach
- O mittel
- O stark
- O sehr stark
- O__________

Ort des Schmerzes (genaue Beschreibung):

____

____

____

Schmerzdauer (Stunden): ______________________________

Weitere Begleiterscheinungen:

- O Schwitzen
- O Müdigkeit
- O Trägheit
- O Ruhelosigkeit
- O Konzentrationsstörung
- O Schwindel
- O Übelkeit
- O Fieber
- O Schwellungen

Weitere Notizen/Auffälligkeiten:

____

____

____

____

____

Schmerz-Tagebuch

Datum: ______________ **Wetter(Temp.):**_________°C

○ Sonnig ○ Bewölkt ○ Drückend ○ Regnerisch ○ Schnee

Einsetzen des Schmerzes (Wann?):

○ Morgens
○ Vormittags
○ Mittags
○ Nachmittags
○ Abends
○ Nachts

Genaue Uhrzeit: ________________

Art des Schmerzes:

○ Drückend
○ Brennend
○ Pulsierend
○ Pochernd
○ Stechend

Intensität:

○ schwach
○ mittel
○ stark
○ sehr stark
○ __________

Ort des Schmerzes (genaue Beschreibung):

____

____

____

Schmerzdauer (Stunden): ______________________________

Weitere Begleiterscheinungen:

○ Schwitzen ○ Ruhelosigkeit ○ Übelkeit
○ Müdigkeit ○ Konzentrationsstörung ○ Fieber
○ Trägheit ○ Schwindel ○ Schwellungen

Weitere Notizen/Auffälligkeiten:

____

____

____

____

____

Schmerz-Tagebuch

Datum: ______________ **Wetter(Temp.):**________°C

O Sonnig O Bewölkt O Drückend O Regnerisch O Schnee

Einsetzen des Schmerzes (Wann?):

O Morgens
O Vormittags
O Mittags
O Nachmittags
O Abends
O Nachts

Genaue Uhrzeit: ________________

Art des Schmerzes:

O Drückend
O Brennend
O Pulsierend
O Pochernd
O Stechend

Intensität:

O schwach
O mittel
O stark
O sehr stark
O __________

Ort des Schmerzes (genaue Beschreibung):

____

____

____

Schmerzdauer (Stunden): ______________________

Weitere Begleiterscheinungen:

O Schwitzen
O Müdigkeit
O Trägheit
O Ruhelosigkeit
O Konzentrationsstörung
O Schwindel
O Übelkeit
O Fieber
O Schwellungen

Weitere Notizen/Auffälligkeiten:

____

____

____

____

____

Schmerz-Tagebuch

Datum: ______________ **Wetter(Temp.):**_________°C

○ Sonnig ○ Bewölkt ○ Drückend ○ Regnerisch ○ Schnee

Einsetzen des Schmerzes (Wann?):

- ○ Morgens
- ○ Vormittags
- ○ Mittags
- ○ Nachmittags
- ○ Abends
- ○ Nachts

Genaue Uhrzeit: _________________

Art des Schmerzes:

- ○ Drückend
- ○ Brennend
- ○ Pulsierend
- ○ Pochernd
- ○ Stechend

Intensität:

- ○ schwach
- ○ mittel
- ○ stark
- ○ sehr stark
- ○ __________

Ort des Schmerzes (genaue Beschreibung):

____

____

____

Schmerzdauer (Stunden): ______________________________

Weitere Begleiterscheinungen:

- ○ Schwitzen
- ○ Müdigkeit
- ○ Trägheit
- ○ Ruhelosigkeit
- ○ Konzentrationsstörung
- ○ Schwindel
- ○ Übelkeit
- ○ Fieber
- ○ Schwellungen

Weitere Notizen/Auffälligkeiten:

____

____

____

____

____

Schmerz-Tagebuch

Datum: ______________ **Wetter(Temp.):**_________°C

○ Sonnig ○ Bewölkt ○ Drückend ○ Regnerisch ○ Schnee

Einsetzen des Schmerzes (Wann?):

- ○ Morgens
- ○ Vormittags
- ○ Mittags
- ○ Nachmittags
- ○ Abends
- ○ Nachts

Genaue Uhrzeit: ________________

Art des Schmerzes:

- ○ Drückend
- ○ Brennend
- ○ Pulsierend
- ○ Pochernd
- ○ Stechend

Intensität:

- ○ schwach
- ○ mittel
- ○ stark
- ○ sehr stark
- ○ __________

Ort des Schmerzes (genaue Beschreibung):

____

____

____

Schmerzdauer (Stunden): ______________________________

Weitere Begleiterscheinungen:

- ○ Schwitzen
- ○ Müdigkeit
- ○ Trägheit
- ○ Ruhelosigkeit
- ○ Konzentrationsstörung
- ○ Schwindel
- ○ Übelkeit
- ○ Fieber
- ○ Schwellungen

Weitere Notizen/Auffälligkeiten:

____

____

____

____

____

Schmerz-Tagebuch

Datum: ______________ **Wetter(Temp.):**_________°C

○ Sonnig ○ Bewölkt ○ Drückend ○ Regnerisch ○ Schnee

Einsetzen des Schmerzes (Wann?):

- ○ Morgens
- ○ Vormittags
- ○ Mittags
- ○ Nachmittags
- ○ Abends
- ○ Nachts

Genaue Uhrzeit: ________________

Art des Schmerzes:

- ○ Drückend
- ○ Brennend
- ○ Pulsierend
- ○ Pochernd
- ○ Stechend

Intensität:

- ○ schwach
- ○ mittel
- ○ stark
- ○ sehr stark
- ○ __________

Ort des Schmerzes (genaue Beschreibung):

____

____

____

Schmerzdauer (Stunden): ______________________________

Weitere Begleiterscheinungen:

○ Schwitzen	○ Ruhelosigkeit	○ Übelkeit
○ Müdigkeit	○ Konzentrationsstörung	○ Fieber
○ Trägheit	○ Schwindel	○ Schwellungen

Weitere Notizen/Auffälligkeiten:

____

____

____

____

____

Schmerz-Tagebuch

Datum: ____________ **Wetter(Temp.):**________°C

○ Sonnig ○ Bewölkt ○ Drückend ○ Regnerisch ○ Schnee

Einsetzen des Schmerzes (Wann?):

○ Morgens
○ Vormittags
○ Mittags
○ Nachmittags
○ Abends
○ Nachts

Genaue Uhrzeit: ______________

Art des Schmerzes:

○ Drückend
○ Brennend
○ Pulsierend
○ Pochernd
○ Stechend

Intensität:

○ schwach
○ mittel
○ stark
○ sehr stark
○ ________

Ort des Schmerzes (genaue Beschreibung):

____

____

____

Schmerzdauer (Stunden): ______________________

Weitere Begleiterscheinungen:

○ Schwitzen ○ Ruhelosigkeit ○ Übelkeit
○ Müdigkeit ○ Konzentrationsstörung ○ Fieber
○ Trägheit ○ Schwindel ○ Schwellungen

Weitere Notizen/Auffälligkeiten:

____

____

____

____

____

Schmerz-Tagebuch

Datum: ______________ **Wetter(Temp.):**_________°C

○ Sonnig ○ Bewölkt ○ Drückend ○ Regnerisch ○ Schnee

Einsetzen des Schmerzes (Wann?):

○ Morgens
○ Vormittags
○ Mittags
○ Nachmittags
○ Abends
○ Nachts

Genaue Uhrzeit: ________________

Art des Schmerzes:

○ Drückend
○ Brennend
○ Pulsierend
○ Pochernd
○ Stechend

Intensität:

○ schwach
○ mittel
○ stark
○ sehr stark
○ __________

Ort des Schmerzes (genaue Beschreibung):

____

____

____

Schmerzdauer (Stunden): ______________________________

Weitere Begleiterscheinungen:

○ Schwitzen
○ Müdigkeit
○ Trägheit
○ Ruhelosigkeit
○ Konzentrationsstörung
○ Schwindel
○ Übelkeit
○ Fieber
○ Schwellungen

Weitere Notizen/Auffälligkeiten:

____

____

____

____

____

Schmerz-Tagebuch

Datum: ______________ **Wetter(Temp.):**_________°C

O Sonnig O Bewölkt O Drückend O Regnerisch O Schnee

Einsetzen des Schmerzes (Wann?):

Genaue Uhrzeit: ________________

- O Morgens
- O Vormittags
- O Mittags
- O Nachmittags
- O Abends
- O Nachts

Art des Schmerzes:

- O Drückend
- O Brennend
- O Pulsierend
- O Pochernd
- O Stechend

Intensität:

- O schwach
- O mittel
- O stark
- O sehr stark
- O__________

Ort des Schmerzes (genaue Beschreibung):

____

____

____

Schmerzdauer (Stunden): ______________________________

Weitere Begleiterscheinungen:

- O Schwitzen
- O Müdigkeit
- O Trägheit
- O Ruhelosigkeit
- O Konzentrationsstörung
- O Schwindel
- O Übelkeit
- O Fieber
- O Schwellungen

Weitere Notizen/Auffälligkeiten:

____

____

____

____

____

Schmerz-Tagebuch

Datum: ______________ **Wetter(Temp.):**_________°C

○ Sonnig ○ Bewölkt ○ Drückend ○ Regnerisch ○ Schnee

Einsetzen des Schmerzes (Wann?):

- ○ Morgens
- ○ Vormittags
- ○ Mittags
- ○ Nachmittags
- ○ Abends
- ○ Nachts

Genaue Uhrzeit: ________________

Art des Schmerzes:

- ○ Drückend
- ○ Brennend
- ○ Pulsierend
- ○ Pochernd
- ○ Stechend

Intensität:

- ○ schwach
- ○ mittel
- ○ stark
- ○ sehr stark
- ○ __________

Ort des Schmerzes (genaue Beschreibung):

____

____

____

Schmerzdauer (Stunden): ______________________________

Weitere Begleiterscheinungen:

- ○ Schwitzen
- ○ Müdigkeit
- ○ Trägheit
- ○ Ruhelosigkeit
- ○ Konzentrationsstörung
- ○ Schwindel
- ○ Übelkeit
- ○ Fieber
- ○ Schwellungen

Weitere Notizen/Auffälligkeiten:

____

____

____

____

____

Schmerz-Tagebuch

Datum: ____________ **Wetter(Temp.):**_________°C

O Sonnig O Bewölkt O Drückend O Regnerisch O Schnee

Einsetzen des Schmerzes (Wann?):
O Morgens
O Vormittags
O Mittags
O Nachmittags
O Abends
O Nachts

Genaue Uhrzeit: ______________

Art des Schmerzes:
O Drückend
O Brennend
O Pulsierend
O Pochernd
O Stechend

Intensität:
O schwach
O mittel
O stark
O sehr stark
O_________

Ort des Schmerzes (genaue Beschreibung):

____

____

____

Schmerzdauer (Stunden): ___________________________

Weitere Begleiterscheinungen:

O Schwitzen
O Müdigkeit
O Trägheit
O Ruhelosigkeit
O Konzentrationsstörung
O Schwindel
O Übelkeit
O Fieber
O Schwellungen

Weitere Notizen/Auffälligkeiten:

____

____

____

____

____

Schmerz-Tagebuch

Datum: ______________ **Wetter(Temp.):**_________°C

○ Sonnig ○ Bewölkt ○ Drückend ○ Regnerisch ○ Schnee

Einsetzen des Schmerzes (Wann?):

- ○ Morgens
- ○ Vormittags
- ○ Mittags
- ○ Nachmittags
- ○ Abends
- ○ Nachts

Genaue Uhrzeit: ________________

Art des Schmerzes:

- ○ Drückend
- ○ Brennend
- ○ Pulsierend
- ○ Pochernd
- ○ Stechend

Intensität:

- ○ schwach
- ○ mittel
- ○ stark
- ○ sehr stark
- ○ __________

Ort des Schmerzes (genaue Beschreibung):

____

____

____

Schmerzdauer (Stunden): ______________________________

Weitere Begleiterscheinungen:

○ Schwitzen	○ Ruhelosigkeit	○ Übelkeit
○ Müdigkeit	○ Konzentrationsstörung	○ Fieber
○ Trägheit	○ Schwindel	○ Schwellungen

Weitere Notizen/Auffälligkeiten:

____

____

____

____

____

Schmerz-Tagebuch

Datum: ______________ **Wetter(Temp.):**_________°C

○ Sonnig ○ Bewölkt ○ Drückend ○ Regnerisch ○ Schnee

Einsetzen des Schmerzes (Wann?):

○ Morgens
○ Vormittags
○ Mittags
○ Nachmittags
○ Abends
○ Nachts

Genaue Uhrzeit: ________________

Art des Schmerzes:

○ Drückend
○ Brennend
○ Pulsierend
○ Pochernd
○ Stechend

Intensität:

○ schwach
○ mittel
○ stark
○ sehr stark
○ __________

Ort des Schmerzes (genaue Beschreibung):

____

____

____

Schmerzdauer (Stunden): ______________________________

Weitere Begleiterscheinungen:

○ Schwitzen
○ Müdigkeit
○ Trägheit
○ Ruhelosigkeit
○ Konzentrationsstörung
○ Schwindel
○ Übelkeit
○ Fieber
○ Schwellungen

Weitere Notizen/Auffälligkeiten:

____

____

____

____

____

Schmerz-Tagebuch

Datum: ______________ **Wetter(Temp.):**_________°C

O Sonnig O Bewölkt O Drückend O Regnerisch O Schnee

Einsetzen des Schmerzes (Wann?):

O Morgens
O Vormittags
O Mittags
O Nachmittags
O Abends
O Nachts

Genaue Uhrzeit: _________________

Art des Schmerzes:

O Drückend
O Brennend
O Pulsierend
O Pochernd
O Stechend

Intensität:

O schwach
O mittel
O stark
O sehr stark
O__________

Ort des Schmerzes (genaue Beschreibung):

____

____

____

Schmerzdauer (Stunden): _______________________________

Weitere Begleiterscheinungen:

O Schwitzen
O Müdigkeit
O Trägheit
O Ruhelosigkeit
O Konzentrationsstörung
O Schwindel
O Übelkeit
O Fieber
O Schwellungen

Weitere Notizen/Auffälligkeiten:

____

____

____

____

____

Schmerz-Tagebuch

Datum: ______________ **Wetter(Temp.):**_________°C

O Sonnig O Bewölkt O Drückend O Regnerisch O Schnee

Einsetzen des Schmerzes (Wann?):

O Morgens
O Vormittags
O Mittags
O Nachmittags
O Abends
O Nachts

Genaue Uhrzeit: ________________

Art des Schmerzes:

O Drückend
O Brennend
O Pulsierend
O Pochernd
O Stechend

Intensität:

O schwach
O mittel
O stark
O sehr stark
O __________

Ort des Schmerzes (genaue Beschreibung):

____

____

____

Schmerzdauer (Stunden): ______________________________

Weitere Begleiterscheinungen:

O Schwitzen
O Müdigkeit
O Trägheit
O Ruhelosigkeit
O Konzentrationsstörung
O Schwindel
O Übelkeit
O Fieber
O Schwellungen

Weitere Notizen/Auffälligkeiten:

____

____

____

____

____

Schmerz-Tagebuch

Datum: ______________ **Wetter(Temp.):**_________°C

○ Sonnig ○ Bewölkt ○ Drückend ○ Regnerisch ○ Schnee

Einsetzen des Schmerzes (Wann?):

○ Morgens
○ Vormittags
○ Mittags
○ Nachmittags
○ Abends
○ Nachts

Genaue Uhrzeit: _________________

Art des Schmerzes:

○ Drückend
○ Brennend
○ Pulsierend
○ Pochernd
○ Stechend

Intensität:

○ schwach
○ mittel
○ stark
○ sehr stark
○ __________

Ort des Schmerzes (genaue Beschreibung):

____

____

____

Schmerzdauer (Stunden): ______________________________

Weitere Begleiterscheinungen:

○ Schwitzen ○ Ruhelosigkeit ○ Übelkeit
○ Müdigkeit ○ Konzentrationsstörung ○ Fieber
○ Trägheit ○ Schwindel ○ Schwellungen

Weitere Notizen/Auffälligkeiten:

____

____

____

____

____

Schmerz-Tagebuch

Datum: ______________ **Wetter(Temp.):** _________°C

O Sonnig O Bewölkt O Drückend O Regnerisch O Schnee

Einsetzen des Schmerzes (Wann?):

- O Morgens
- O Vormittags
- O Mittags
- O Nachmittags
- O Abends
- O Nachts

Genaue Uhrzeit: ________________

Art des Schmerzes:

- O Drückend
- O Brennend
- O Pulsierend
- O Pochernd
- O Stechend

Intensität:

- O schwach
- O mittel
- O stark
- O sehr stark
- O __________

Ort des Schmerzes (genaue Beschreibung):

____

____

____

Schmerzdauer (Stunden): ______________________________

Weitere Begleiterscheinungen:

- O Schwitzen
- O Müdigkeit
- O Trägheit
- O Ruhelosigkeit
- O Konzentrationsstörung
- O Schwindel
- O Übelkeit
- O Fieber
- O Schwellungen

Weitere Notizen/Auffälligkeiten:

____

____

____

____

____

Schmerz-Tagebuch

Datum: ______________ **Wetter(Temp.):**_________°C

O Sonnig O Bewölkt O Drückend O Regnerisch O Schnee

Einsetzen des Schmerzes (Wann?):

- O Morgens
- O Vormittags
- O Mittags
- O Nachmittags
- O Abends
- O Nachts

Genaue Uhrzeit: ________________

Art des Schmerzes:

- O Drückend
- O Brennend
- O Pulsierend
- O Pochernd
- O Stechend

Intensität:

- O schwach
- O mittel
- O stark
- O sehr stark
- O __________

Ort des Schmerzes (genaue Beschreibung):

____

____

____

Schmerzdauer (Stunden): ______________________________

Weitere Begleiterscheinungen:

- O Schwitzen
- O Müdigkeit
- O Trägheit
- O Ruhelosigkeit
- O Konzentrationsstörung
- O Schwindel
- O Übelkeit
- O Fieber
- O Schwellungen

Weitere Notizen/Auffälligkeiten:

____

____

____

____

____

Schmerz-Tagebuch

Datum: ______________ **Wetter(Temp.):**_________°C

○ Sonnig ○ Bewölkt ○ Drückend ○ Regnerisch ○ Schnee

Einsetzen des Schmerzes (Wann?):

○ Morgens
○ Vormittags
○ Mittags
○ Nachmittags
○ Abends
○ Nachts

Genaue Uhrzeit: ________________

Art des Schmerzes:

○ Drückend
○ Brennend
○ Pulsierend
○ Pochernd
○ Stechend

Intensität:

○ schwach
○ mittel
○ stark
○ sehr stark
○ __________

Ort des Schmerzes (genaue Beschreibung):

____

____

____

Schmerzdauer (Stunden): ______________________________

Weitere Begleiterscheinungen:

○ Schwitzen
○ Müdigkeit
○ Trägheit
○ Ruhelosigkeit
○ Konzentrationsstörung
○ Schwindel
○ Übelkeit
○ Fieber
○ Schwellungen

Weitere Notizen/Auffälligkeiten:

____

____

____

____

____

Schmerz-Tagebuch

Datum: ______________ **Wetter(Temp.):**_________°C

○ Sonnig ○ Bewölkt ○ Drückend ○ Regnerisch ○ Schnee

Einsetzen des Schmerzes (Wann?):

○ Morgens
○ Vormittags
○ Mittags
○ Nachmittags
○ Abends
○ Nachts

Genaue Uhrzeit: ________________

Art des Schmerzes:

○ Drückend
○ Brennend
○ Pulsierend
○ Pochernd
○ Stechend

Intensität:

○ schwach
○ mittel
○ stark
○ sehr stark
○ __________

Ort des Schmerzes (genaue Beschreibung):

____

____

____

Schmerzdauer (Stunden): ______________________________

Weitere Begleiterscheinungen:

○ Schwitzen
○ Müdigkeit
○ Trägheit
○ Ruhelosigkeit
○ Konzentrationsstörung
○ Schwindel
○ Übelkeit
○ Fieber
○ Schwellungen

Weitere Notizen/Auffälligkeiten:

____

____

____

____

____

Schmerz-Tagebuch

Datum: ____________ **Wetter(Temp.):**________°C

O Sonnig O Bewölkt O Drückend O Regnerisch O Schnee

Einsetzen des Schmerzes (Wann?):

O Morgens
O Vormittags
O Mittags
O Nachmittags
O Abends
O Nachts

Genaue Uhrzeit: ______________

Art des Schmerzes:

O Drückend
O Brennend
O Pulsierend
O Pochernd
O Stechend

Intensität:

O schwach
O mittel
O stark
O sehr stark
O__________

Ort des Schmerzes (genaue Beschreibung):

____

____

____

Schmerzdauer (Stunden): __________________________

Weitere Begleiterscheinungen:

O Schwitzen O Ruhelosigkeit O Übelkeit
O Müdigkeit O Konzentrationsstörung O Fieber
O Trägheit O Schwindel O Schwellungen

Weitere Notizen/Auffälligkeiten:

____

____

____

____

____

Schmerz-Tagebuch

Datum: ______________ **Wetter(Temp.):**_________°C

○ Sonnig ○ Bewölkt ○ Drückend ○ Regnerisch ○ Schnee

Einsetzen des Schmerzes (Wann?):

○ Morgens
○ Vormittags
○ Mittags
○ Nachmittags
○ Abends
○ Nachts

Genaue Uhrzeit: ________________

Art des Schmerzes:

○ Drückend
○ Brennend
○ Pulsierend
○ Pochernd
○ Stechend

Intensität:

○ schwach
○ mittel
○ stark
○ sehr stark
○ __________

Ort des Schmerzes (genaue Beschreibung):

____

____

____

Schmerzdauer (Stunden): ______________________________

Weitere Begleiterscheinungen:

○ Schwitzen ○ Ruhelosigkeit ○ Übelkeit
○ Müdigkeit ○ Konzentrationsstörung ○ Fieber
○ Trägheit ○ Schwindel ○ Schwellungen

Weitere Notizen/Auffälligkeiten:

____

____

____

____

____

Schmerz-Tagebuch

Datum: ______________ **Wetter(Temp.):**_________°C

O Sonnig O Bewölkt O Drückend O Regnerisch O Schnee

Einsetzen des Schmerzes (Wann?):

- O Morgens
- O Vormittags
- O Mittags
- O Nachmittags
- O Abends
- O Nachts

Genaue Uhrzeit: ________________

Art des Schmerzes:

- O Drückend
- O Brennend
- O Pulsierend
- O Pochernd
- O Stechend

Intensität:

- O schwach
- O mittel
- O stark
- O sehr stark
- O __________

Ort des Schmerzes (genaue Beschreibung):

____

____

____

Schmerzdauer (Stunden): ______________________________

Weitere Begleiterscheinungen:

- O Schwitzen
- O Müdigkeit
- O Trägheit
- O Ruhelosigkeit
- O Konzentrationsstörung
- O Schwindel
- O Übelkeit
- O Fieber
- O Schwellungen

Weitere Notizen/Auffälligkeiten:

____

____

____

____

____

Schmerz-Tagebuch

Datum: ______________ **Wetter(Temp.):**_________°C

O Sonnig O Bewölkt O Drückend O Regnerisch O Schnee

Einsetzen des Schmerzes (Wann?):

O Morgens
O Vormittags
O Mittags
O Nachmittags
O Abends
O Nachts

Genaue Uhrzeit: ________________

Art des Schmerzes:

O Drückend
O Brennend
O Pulsierend
O Pochernd
O Stechend

Intensität:

O schwach
O mittel
O stark
O sehr stark
O __________

Ort des Schmerzes (genaue Beschreibung):

____

____

____

Schmerzdauer (Stunden): ______________________

Weitere Begleiterscheinungen:

O Schwitzen
O Müdigkeit
O Trägheit
O Ruhelosigkeit
O Konzentrationsstörung
O Schwindel
O Übelkeit
O Fieber
O Schwellungen

Weitere Notizen/Auffälligkeiten:

____

____

____

____

____

Schmerz-Tagebuch

Datum: ______________ **Wetter(Temp.):**_________°C

O Sonnig O Bewölkt O Drückend O Regnerisch O Schnee

Einsetzen des Schmerzes (Wann?):

Genaue Uhrzeit: ________________

O Morgens
O Vormittags
O Mittags
O Nachmittags
O Abends
O Nachts

Art des Schmerzes:

O Drückend
O Brennend
O Pulsierend
O Pochernd
O Stechend

Intensität:

O schwach
O mittel
O stark
O sehr stark
O__________

Ort des Schmerzes (genaue Beschreibung):

____

____

____

Schmerzdauer (Stunden): ______________________________

Weitere Begleiterscheinungen:

O Schwitzen
O Müdigkeit
O Trägheit
O Ruhelosigkeit
O Konzentrationsstörung
O Schwindel
O Übelkeit
O Fieber
O Schwellungen

Weitere Notizen/Auffälligkeiten:

____

____

____

____

____

Schmerz-Tagebuch

Datum: ______________ **Wetter(Temp.):**_________°C

○ Sonnig ○ Bewölkt ○ Drückend ○ Regnerisch ○ Schnee

Einsetzen des Schmerzes (Wann?):

○ Morgens
○ Vormittags
○ Mittags
○ Nachmittags
○ Abends
○ Nachts

Genaue Uhrzeit: ________________

Art des Schmerzes:

○ Drückend
○ Brennend
○ Pulsierend
○ Pochernd
○ Stechend

Intensität:

○ schwach
○ mittel
○ stark
○ sehr stark
○ __________

Ort des Schmerzes (genaue Beschreibung):

____

____

____

Schmerzdauer (Stunden): ______________________________

Weitere Begleiterscheinungen:

○ Schwitzen
○ Müdigkeit
○ Trägheit
○ Ruhelosigkeit
○ Konzentrationsstörung
○ Schwindel
○ Übelkeit
○ Fieber
○ Schwellungen

Weitere Notizen/Auffälligkeiten:

____

____

____

____

____

Schmerz-Tagebuch

Datum: ______________ **Wetter(Temp.):**_________°C

O Sonnig O Bewölkt O Drückend O Regnerisch O Schnee

Einsetzen des Schmerzes (Wann?):

O Morgens
O Vormittags
O Mittags
O Nachmittags
O Abends
O Nachts

Genaue Uhrzeit: ________________

Art des Schmerzes:

O Drückend
O Brennend
O Pulsierend
O Pochernd
O Stechend

Intensität:

O schwach
O mittel
O stark
O sehr stark
O __________

Ort des Schmerzes (genaue Beschreibung):

____

____

____

Schmerzdauer (Stunden): ______________________________

Weitere Begleiterscheinungen:

O Schwitzen
O Müdigkeit
O Trägheit
O Ruhelosigkeit
O Konzentrationsstörung
O Schwindel
O Übelkeit
O Fieber
O Schwellungen

Weitere Notizen/Auffälligkeiten:

____

____

____

____

____

Schmerz-Tagebuch

Datum: ____________ **Wetter(Temp.):**________°C

○ Sonnig ○ Bewölkt ○ Drückend ○ Regnerisch ○ Schnee

Einsetzen des Schmerzes (Wann?):

○ Morgens
○ Vormittags
○ Mittags
○ Nachmittags
○ Abends
○ Nachts

Genaue Uhrzeit: ________________

Art des Schmerzes:

○ Drückend
○ Brennend
○ Pulsierend
○ Pochernd
○ Stechend

Intensität:

○ schwach
○ mittel
○ stark
○ sehr stark
○ __________

Ort des Schmerzes (genaue Beschreibung):

____

____

____

Schmerzdauer (Stunden): ______________________________

Weitere Begleiterscheinungen:

○ Schwitzen
○ Müdigkeit
○ Trägheit
○ Ruhelosigkeit
○ Konzentrationsstörung
○ Schwindel
○ Übelkeit
○ Fieber
○ Schwellungen

Weitere Notizen/Auffälligkeiten:

____

____

____

____

____

Schmerz-Tagebuch

Datum: ____________ **Wetter(Temp.):**________°C

O Sonnig O Bewölkt O Drückend O Regnerisch O Schnee

Einsetzen des Schmerzes (Wann?):

O Morgens
O Vormittags
O Mittags
O Nachmittags
O Abends
O Nachts

Genaue Uhrzeit: ______________

Art des Schmerzes:

O Drückend
O Brennend
O Pulsierend
O Pochernd
O Stechend

Intensität:

O schwach
O mittel
O stark
O sehr stark
O __________

Ort des Schmerzes (genaue Beschreibung):

____

____

____

Schmerzdauer (Stunden): __________________________

Weitere Begleiterscheinungen:

O Schwitzen
O Müdigkeit
O Trägheit
O Ruhelosigkeit
O Konzentrationsstörung
O Schwindel
O Übelkeit
O Fieber
O Schwellungen

Weitere Notizen/Auffälligkeiten:

____

____

____

____

____

Schmerz-Tagebuch

Datum: ______________ **Wetter(Temp.):**_________°C

○ Sonnig ○ Bewölkt ○ Drückend ○ Regnerisch ○ Schnee

Einsetzen des Schmerzes (Wann?):

○ Morgens
○ Vormittags
○ Mittags
○ Nachmittags
○ Abends
○ Nachts

Genaue Uhrzeit: ________________

Art des Schmerzes:

○ Drückend
○ Brennend
○ Pulsierend
○ Pochernd
○ Stechend

Intensität:

○ schwach
○ mittel
○ stark
○ sehr stark
○ __________

Ort des Schmerzes (genaue Beschreibung):

____

____

____

Schmerzdauer (Stunden): ______________________________

Weitere Begleiterscheinungen:

○ Schwitzen ○ Ruhelosigkeit ○ Übelkeit
○ Müdigkeit ○ Konzentrationsstörung ○ Fieber
○ Trägheit ○ Schwindel ○ Schwellungen

Weitere Notizen/Auffälligkeiten:

____

____

____

____

____

Schmerz-Tagebuch

Datum: ______________ **Wetter(Temp.):**_________°C

○ Sonnig ○ Bewölkt ○ Drückend ○ Regnerisch ○ Schnee

Einsetzen des Schmerzes (Wann?):

○ Morgens
○ Vormittags
○ Mittags
○ Nachmittags
○ Abends
○ Nachts

Genaue Uhrzeit: _________________

Art des Schmerzes:

○ Drückend
○ Brennend
○ Pulsierend
○ Pochernd
○ Stechend

Intensität:

○ schwach
○ mittel
○ stark
○ sehr stark
○ __________

Ort des Schmerzes (genaue Beschreibung):

____

____

____

Schmerzdauer (Stunden): ______________________________

Weitere Begleiterscheinungen:

○ Schwitzen
○ Müdigkeit
○ Trägheit
○ Ruhelosigkeit
○ Konzentrationsstörung
○ Schwindel
○ Übelkeit
○ Fieber
○ Schwellungen

Weitere Notizen/Auffälligkeiten:

____

____

____

____

____

Schmerz-Tagebuch

Datum: ______________ **Wetter(Temp.):**________°C

○ Sonnig ○ Bewölkt ○ Drückend ○ Regnerisch ○ Schnee

Einsetzen des Schmerzes (Wann?):

- ○ Morgens
- ○ Vormittags
- ○ Mittags
- ○ Nachmittags
- ○ Abends
- ○ Nachts

Genaue Uhrzeit: _________________

Art des Schmerzes:

- ○ Drückend
- ○ Brennend
- ○ Pulsierend
- ○ Pochernd
- ○ Stechend

Intensität:

- ○ schwach
- ○ mittel
- ○ stark
- ○ sehr stark
- ○ __________

Ort des Schmerzes (genaue Beschreibung):

____

____

____

Schmerzdauer (Stunden): ______________________________

Weitere Begleiterscheinungen:

- ○ Schwitzen
- ○ Müdigkeit
- ○ Trägheit
- ○ Ruhelosigkeit
- ○ Konzentrationsstörung
- ○ Schwindel
- ○ Übelkeit
- ○ Fieber
- ○ Schwellungen

Weitere Notizen/Auffälligkeiten:

____

____

____

____

____

Schmerz-Tagebuch

Datum: ______________ **Wetter(Temp.):**_________°C

O Sonnig O Bewölkt O Drückend O Regnerisch O Schnee

Einsetzen des Schmerzes (Wann?):

O Morgens
O Vormittags
O Mittags
O Nachmittags
O Abends
O Nachts

Genaue Uhrzeit: _________________

Art des Schmerzes:

O Drückend
O Brennend
O Pulsierend
O Pochernd
O Stechend

Intensität:

O schwach
O mittel
O stark
O sehr stark
O__________

Ort des Schmerzes (genaue Beschreibung):

____

____

____

Schmerzdauer (Stunden): ______________________________

Weitere Begleiterscheinungen:

O Schwitzen
O Müdigkeit
O Trägheit
O Ruhelosigkeit
O Konzentrationsstörung
O Schwindel
O Übelkeit
O Fieber
O Schwellungen

Weitere Notizen/Auffälligkeiten:

____

____

____

____

____

Schmerz-Tagebuch

Datum: ______________ **Wetter(Temp.):**_________°C

○ Sonnig ○ Bewölkt ○ Drückend ○ Regnerisch ○ Schnee

Einsetzen des Schmerzes (Wann?):

○ Morgens
○ Vormittags
○ Mittags
○ Nachmittags
○ Abends
○ Nachts

Genaue Uhrzeit: ________________

Art des Schmerzes:

○ Drückend
○ Brennend
○ Pulsierend
○ Pochernd
○ Stechend

Intensität:

○ schwach
○ mittel
○ stark
○ sehr stark
○ __________

Ort des Schmerzes (genaue Beschreibung):

____

____

____

Schmerzdauer (Stunden): ______________________________

Weitere Begleiterscheinungen:

○ Schwitzen ○ Ruhelosigkeit ○ Übelkeit
○ Müdigkeit ○ Konzentrationsstörung ○ Fieber
○ Trägheit ○ Schwindel ○ Schwellungen

Weitere Notizen/Auffälligkeiten:

____

____

____

____

____

Schmerz-Tagebuch

Datum: ______________ **Wetter(Temp.):**_________°C

O Sonnig O Bewölkt O Drückend O Regnerisch O Schnee

Einsetzen des Schmerzes (Wann?):

O Morgens
O Vormittags
O Mittags
O Nachmittags
O Abends
O Nachts

Genaue Uhrzeit: ________________

Art des Schmerzes:

O Drückend
O Brennend
O Pulsierend
O Pochernd
O Stechend

Intensität:

O schwach
O mittel
O stark
O sehr stark
O __________

Ort des Schmerzes (genaue Beschreibung):

____

____

____

Schmerzdauer (Stunden): ______________________________

Weitere Begleiterscheinungen:

O Schwitzen
O Müdigkeit
O Trägheit
O Ruhelosigkeit
O Konzentrationsstörung
O Schwindel
O Übelkeit
O Fieber
O Schwellungen

Weitere Notizen/Auffälligkeiten:

____

____

____

____

____

Schmerz-Tagebuch

Datum: ______________ **Wetter(Temp.):**_________°C

O Sonnig O Bewölkt O Drückend O Regnerisch O Schnee

Einsetzen des Schmerzes (Wann?):

O Morgens
O Vormittags
O Mittags
O Nachmittags
O Abends
O Nachts

Genaue Uhrzeit: ________________

Art des Schmerzes:

O Drückend
O Brennend
O Pulsierend
O Pochend
O Stechend

Intensität:

O schwach
O mittel
O stark
O sehr stark
O __________

Ort des Schmerzes (genaue Beschreibung):

____

____

____

Schmerzdauer (Stunden): ______________________________

Weitere Begleiterscheinungen:

O Schwitzen
O Müdigkeit
O Trägheit
O Ruhelosigkeit
O Konzentrationsstörung
O Schwindel
O Übelkeit
O Fieber
O Schwellungen

Weitere Notizen/Auffälligkeiten:

____

____

____

____

____

Schmerz-Tagebuch

Datum: ______________ **Wetter(Temp.):**_________°C

O Sonnig O Bewölkt O Drückend O Regnerisch O Schnee

Einsetzen des Schmerzes (Wann?):

Genaue Uhrzeit: _______________

O Morgens
O Vormittags
O Mittags
O Nachmittags
O Abends
O Nachts

Art des Schmerzes:

O Drückend
O Brennend
O Pulsierend
O Pochernd
O Stechend

Intensität:

O schwach
O mittel
O stark
O sehr stark
O__________

Ort des Schmerzes (genaue Beschreibung):

____

____

____

Schmerzdauer (Stunden): ______________________________

Weitere Begleiterscheinungen:

O Schwitzen
O Müdigkeit
O Trägheit
O Ruhelosigkeit
O Konzentrationsstörung
O Schwindel
O Übelkeit
O Fieber
O Schwellungen

Weitere Notizen/Auffälligkeiten:

____

____

____

____

____

Schmerz-Tagebuch

Datum: ______________ **Wetter(Temp.):**_________°C

○ Sonnig ○ Bewölkt ○ Drückend ○ Regnerisch ○ Schnee

Einsetzen des Schmerzes (Wann?):

○ Morgens
○ Vormittags
○ Mittags
○ Nachmittags
○ Abends
○ Nachts

Genaue Uhrzeit: ________________

Art des Schmerzes:

○ Drückend
○ Brennend
○ Pulsierend
○ Pochernd
○ Stechend

Intensität:

○ schwach
○ mittel
○ stark
○ sehr stark
○ __________

Ort des Schmerzes (genaue Beschreibung):

____

____

____

Schmerzdauer (Stunden): ______________________________

Weitere Begleiterscheinungen:

○ Schwitzen
○ Müdigkeit
○ Trägheit
○ Ruhelosigkeit
○ Konzentrationsstörung
○ Schwindel
○ Übelkeit
○ Fieber
○ Schwellungen

Weitere Notizen/Auffälligkeiten:

____

____

____

____

____

Schmerz-Tagebuch

Datum: ______________ **Wetter(Temp.):**_________°C

O Sonnig O Bewölkt O Drückend O Regnerisch O Schnee

Einsetzen des Schmerzes (Wann?):

O Morgens
O Vormittags
O Mittags
O Nachmittags
O Abends
O Nachts

Genaue Uhrzeit: ________________

Art des Schmerzes:

O Drückend
O Brennend
O Pulsierend
O Pochernd
O Stechend

Intensität:

O schwach
O mittel
O stark
O sehr stark
O __________

Ort des Schmerzes (genaue Beschreibung):

____

____

____

Schmerzdauer (Stunden): ______________________

Weitere Begleiterscheinungen:

O Schwitzen
O Müdigkeit
O Trägheit
O Ruhelosigkeit
O Konzentrationsstörung
O Schwindel
O Übelkeit
O Fieber
O Schwellungen

Weitere Notizen/Auffälligkeiten:

____

____

____

____

____

Schmerz-Tagebuch

Datum: ______________ **Wetter(Temp.):**_________°C

○ Sonnig ○ Bewölkt ○ Drückend ○ Regnerisch ○ Schnee

Einsetzen des Schmerzes (Wann?):

- ○ Morgens
- ○ Vormittags
- ○ Mittags
- ○ Nachmittags
- ○ Abends
- ○ Nachts

Genaue Uhrzeit: ________________

Art des Schmerzes:

- ○ Drückend
- ○ Brennend
- ○ Pulsierend
- ○ Pochernd
- ○ Stechend

Intensität:

- ○ schwach
- ○ mittel
- ○ stark
- ○ sehr stark
- ○ __________

Ort des Schmerzes (genaue Beschreibung):

____

____

____

Schmerzdauer (Stunden): ______________________________

Weitere Begleiterscheinungen:

- ○ Schwitzen
- ○ Müdigkeit
- ○ Trägheit
- ○ Ruhelosigkeit
- ○ Konzentrationsstörung
- ○ Schwindel
- ○ Übelkeit
- ○ Fieber
- ○ Schwellungen

Weitere Notizen/Auffälligkeiten:

____

____

____

____

____

Schmerz-Tagebuch

Datum: ______________ **Wetter(Temp.):**_________°C

○ Sonnig ○ Bewölkt ○ Drückend ○ Regnerisch ○ Schnee

Einsetzen des Schmerzes (Wann?):

○ Morgens
○ Vormittags
○ Mittags
○ Nachmittags
○ Abends
○ Nachts

Genaue Uhrzeit: ________________

Art des Schmerzes:

○ Drückend
○ Brennend
○ Pulsierend
○ Pochernd
○ Stechend

Intensität:

○ schwach
○ mittel
○ stark
○ sehr stark
○ __________

Ort des Schmerzes (genaue Beschreibung):

____

____

____

Schmerzdauer (Stunden): ______________________________

Weitere Begleiterscheinungen:

○ Schwitzen
○ Müdigkeit
○ Trägheit
○ Ruhelosigkeit
○ Konzentrationsstörung
○ Schwindel
○ Übelkeit
○ Fieber
○ Schwellungen

Weitere Notizen/Auffälligkeiten:

____

____

____

____

____

Schmerz-Tagebuch

Datum: ____________ **Wetter(Temp.):**________°C

O Sonnig O Bewölkt O Drückend O Regnerisch O Schnee

Einsetzen des Schmerzes (Wann?):

O Morgens
O Vormittags
O Mittags
O Nachmittags
O Abends
O Nachts

Genaue Uhrzeit: ______________

Art des Schmerzes:

O Drückend
O Brennend
O Pulsierend
O Pochend
O Stechend

Intensität:

O schwach
O mittel
O stark
O sehr stark
O_________

Ort des Schmerzes (genaue Beschreibung):

____

____

____

Schmerzdauer (Stunden): ______________________

Weitere Begleiterscheinungen:

O Schwitzen
O Müdigkeit
O Trägheit
O Ruhelosigkeit
O Konzentrationsstörung
O Schwindel
O Übelkeit
O Fieber
O Schwellungen

Weitere Notizen/Auffälligkeiten:

____

____

____

____

____

Schmerz-Tagebuch

Datum: ______________ **Wetter(Temp.):**_________°C

○ Sonnig ○ Bewölkt ○ Drückend ○ Regnerisch ○ Schnee

Einsetzen des Schmerzes (Wann?):

○ Morgens
○ Vormittags
○ Mittags
○ Nachmittags
○ Abends
○ Nachts

Genaue Uhrzeit: ________________

Art des Schmerzes:

○ Drückend
○ Brennend
○ Pulsierend
○ Pochernd
○ Stechend

Intensität:

○ schwach
○ mittel
○ stark
○ sehr stark
○ __________

Ort des Schmerzes (genaue Beschreibung):

____

____

____

Schmerzdauer (Stunden): ______________________________

Weitere Begleiterscheinungen:

○ Schwitzen ○ Ruhelosigkeit ○ Übelkeit
○ Müdigkeit ○ Konzentrationsstörung ○ Fieber
○ Trägheit ○ Schwindel ○ Schwellungen

Weitere Notizen/Auffälligkeiten:

____

____

____

____

____

Schmerz-Tagebuch

Datum: ______________ **Wetter(Temp.):**_________°C

○ Sonnig ○ Bewölkt ○ Drückend ○ Regnerisch ○ Schnee

Einsetzen des Schmerzes (Wann?):

○ Morgens
○ Vormittags
○ Mittags
○ Nachmittags
○ Abends
○ Nachts

Genaue Uhrzeit: ________________

Art des Schmerzes:

○ Drückend
○ Brennend
○ Pulsierend
○ Pochernd
○ Stechend

Intensität:

○ schwach
○ mittel
○ stark
○ sehr stark
○ __________

Ort des Schmerzes (genaue Beschreibung):

____

____

____

Schmerzdauer (Stunden): ______________________________

Weitere Begleiterscheinungen:

○ Schwitzen
○ Müdigkeit
○ Trägheit
○ Ruhelosigkeit
○ Konzentrationsstörung
○ Schwindel
○ Übelkeit
○ Fieber
○ Schwellungen

Weitere Notizen/Auffälligkeiten:

____

____

____

____

____

Schmerz-Tagebuch

Datum: ______________ **Wetter(Temp.):**________°C

O Sonnig O Bewölkt O Drückend O Regnerisch O Schnee

Einsetzen des Schmerzes (Wann?):

Genaue Uhrzeit: ________________

- O Morgens
- O Vormittags
- O Mittags
- O Nachmittags
- O Abends
- O Nachts

Art des Schmerzes:

- O Drückend
- O Brennend
- O Pulsierend
- O Pochernd
- O Stechend

Intensität:

- O schwach
- O mittel
- O stark
- O sehr stark
- O__________

Ort des Schmerzes (genaue Beschreibung):

____

____

____

Schmerzdauer (Stunden): ______________________________

Weitere Begleiterscheinungen:

- O Schwitzen
- O Müdigkeit
- O Trägheit
- O Ruhelosigkeit
- O Konzentrationsstörung
- O Schwindel
- O Übelkeit
- O Fieber
- O Schwellungen

Weitere Notizen/Auffälligkeiten:

____

____

____

____

____

Schmerz-Tagebuch

Datum: ______________ **Wetter(Temp.):**_________°C

O Sonnig O Bewölkt O Drückend O Regnerisch O Schnee

Einsetzen des Schmerzes (Wann?):

O Morgens
O Vormittags
O Mittags
O Nachmittags
O Abends
O Nachts

Genaue Uhrzeit: ________________

Art des Schmerzes:

O Drückend
O Brennend
O Pulsierend
O Pochernd
O Stechend

Intensität:

O schwach
O mittel
O stark
O sehr stark
O __________

Ort des Schmerzes (genaue Beschreibung):

____

____

____

Schmerzdauer (Stunden): ______________________________

Weitere Begleiterscheinungen:

O Schwitzen
O Müdigkeit
O Trägheit
O Ruhelosigkeit
O Konzentrationsstörung
O Schwindel
O Übelkeit
O Fieber
O Schwellungen

Weitere Notizen/Auffälligkeiten:

____

____

____

____

____

Schmerz-Tagebuch

Datum: ______________ **Wetter(Temp.):** ________°C

O Sonnig O Bewölkt O Drückend O Regnerisch O Schnee

Einsetzen des Schmerzes (Wann?):

O Morgens
O Vormittags
O Mittags
O Nachmittags
O Abends
O Nachts

Genaue Uhrzeit: ________________

Art des Schmerzes:

O Drückend
O Brennend
O Pulsierend
O Pochernd
O Stechend

Intensität:

O schwach
O mittel
O stark
O sehr stark
O __________

Ort des Schmerzes (genaue Beschreibung):

____

____

____

Schmerzdauer (Stunden): ______________________________

Weitere Begleiterscheinungen:

O Schwitzen
O Müdigkeit
O Trägheit
O Ruhelosigkeit
O Konzentrationsstörung
O Schwindel
O Übelkeit
O Fieber
O Schwellungen

Weitere Notizen/Auffälligkeiten:

____

____

____

____

____

Schmerz-Tagebuch

Datum: ______________ **Wetter(Temp.):**__________°C

O Sonnig O Bewölkt O Drückend O Regnerisch O Schnee

Einsetzen des Schmerzes (Wann?):

- O Morgens
- O Vormittags
- O Mittags
- O Nachmittags
- O Abends
- O Nachts

Genaue Uhrzeit: ________________

Art des Schmerzes:

- O Drückend
- O Brennend
- O Pulsierend
- O Pochernd
- O Stechend

Intensität:

- O schwach
- O mittel
- O stark
- O sehr stark
- O __________

Ort des Schmerzes (genaue Beschreibung):

____

____

____

Schmerzdauer (Stunden): ______________________________

Weitere Begleiterscheinungen:

- O Schwitzen
- O Müdigkeit
- O Trägheit
- O Ruhelosigkeit
- O Konzentrationsstörung
- O Schwindel
- O Übelkeit
- O Fieber
- O Schwellungen

Weitere Notizen/Auffälligkeiten:

____

____

____

____

____

Schmerz-Tagebuch

Datum: ______________ **Wetter(Temp.):**________°C

○ Sonnig ○ Bewölkt ○ Drückend ○ Regnerisch ○ Schnee

Einsetzen des Schmerzes (Wann?):

○ Morgens
○ Vormittags
○ Mittags
○ Nachmittags
○ Abends
○ Nachts

Genaue Uhrzeit: ________________

Art des Schmerzes:

○ Drückend
○ Brennend
○ Pulsierend
○ Pochernd
○ Stechend

Intensität:

○ schwach
○ mittel
○ stark
○ sehr stark
○ __________

Ort des Schmerzes (genaue Beschreibung):

____

____

____

Schmerzdauer (Stunden): ______________________________

Weitere Begleiterscheinungen:

○ Schwitzen
○ Müdigkeit
○ Trägheit
○ Ruhelosigkeit
○ Konzentrationsstörung
○ Schwindel
○ Übelkeit
○ Fieber
○ Schwellungen

Weitere Notizen/Auffälligkeiten:

____

____

____

____

____

Schmerz-Tagebuch

Datum: ______________ **Wetter(Temp.):**_________°C

○ Sonnig ○ Bewölkt ○ Drückend ○ Regnerisch ○ Schnee

Einsetzen des Schmerzes (Wann?):

○ Morgens
○ Vormittags
○ Mittags
○ Nachmittags
○ Abends
○ Nachts

Genaue Uhrzeit: ________________

Art des Schmerzes:

○ Drückend
○ Brennend
○ Pulsierend
○ Pochernd
○ Stechend

Intensität:

○ schwach
○ mittel
○ stark
○ sehr stark
○ __________

Ort des Schmerzes (genaue Beschreibung):

____

____

____

Schmerzdauer (Stunden): ______________________________

Weitere Begleiterscheinungen:

○ Schwitzen
○ Müdigkeit
○ Trägheit
○ Ruhelosigkeit
○ Konzentrationsstörung
○ Schwindel
○ Übelkeit
○ Fieber
○ Schwellungen

Weitere Notizen/Auffälligkeiten:

____

____

____

____

____

Schmerz-Tagebuch

Datum: ______________ **Wetter(Temp.):**________°C

O Sonnig O Bewölkt O Drückend O Regnerisch O Schnee

Einsetzen des Schmerzes (Wann?):

O Morgens
O Vormittags
O Mittags
O Nachmittags
O Abends
O Nachts

Genaue Uhrzeit: _______________

Art des Schmerzes:

O Drückend
O Brennend
O Pulsierend
O Pochernd
O Stechend

Intensität:

O schwach
O mittel
O stark
O sehr stark
O __________

Ort des Schmerzes (genaue Beschreibung):

____

____

____

Schmerzdauer (Stunden): ______________________

Weitere Begleiterscheinungen:

O Schwitzen
O Müdigkeit
O Trägheit
O Ruhelosigkeit
O Konzentrationsstörung
O Schwindel
O Übelkeit
O Fieber
O Schwellungen

Weitere Notizen/Auffälligkeiten:

____

____

____

____

____

Schmerz-Tagebuch

Datum: ____________ **Wetter(Temp.):**________°C

○ Sonnig ○ Bewölkt ○ Drückend ○ Regnerisch ○ Schnee

Einsetzen des Schmerzes (Wann?):

Genaue Uhrzeit: ______________

○ Morgens
○ Vormittags
○ Mittags
○ Nachmittags
○ Abends
○ Nachts

Art des Schmerzes:

○ Drückend
○ Brennend
○ Pulsierend
○ Pochernd
○ Stechend

Intensität:

○ schwach
○ mittel
○ stark
○ sehr stark
○ _________

Ort des Schmerzes (genaue Beschreibung):

____

____

____

Schmerzdauer (Stunden): ______________________

Weitere Begleiterscheinungen:

○ Schwitzen
○ Müdigkeit
○ Trägheit
○ Ruhelosigkeit
○ Konzentrationsstörung
○ Schwindel
○ Übelkeit
○ Fieber
○ Schwellungen

Weitere Notizen/Auffälligkeiten:

____

____

____

____

____

Schmerz-Tagebuch

Datum: ______________ **Wetter(Temp.):**_________°C

○ Sonnig ○ Bewölkt ○ Drückend ○ Regnerisch ○ Schnee

Einsetzen des Schmerzes (Wann?):

○ Morgens
○ Vormittags
○ Mittags
○ Nachmittags
○ Abends
○ Nachts

Genaue Uhrzeit: ________________

Art des Schmerzes:

○ Drückend
○ Brennend
○ Pulsierend
○ Pochernd
○ Stechend

Intensität:

○ schwach
○ mittel
○ stark
○ sehr stark
○ __________

Ort des Schmerzes (genaue Beschreibung):

____

____

____

Schmerzdauer (Stunden): ______________________________

Weitere Begleiterscheinungen:

○ Schwitzen
○ Müdigkeit
○ Trägheit
○ Ruhelosigkeit
○ Konzentrationsstörung
○ Schwindel
○ Übelkeit
○ Fieber
○ Schwellungen

Weitere Notizen/Auffälligkeiten:

____

____

____

____

____

Schmerz-Tagebuch

Datum: ______________ **Wetter(Temp.):**________°C

- O Sonnig
- O Bewölkt
- O Drückend
- O Regnerisch
- O Schnee

Einsetzen des Schmerzes (Wann?):

- O Morgens
- O Vormittags
- O Mittags
- O Nachmittags
- O Abends
- O Nachts

Genaue Uhrzeit: ________________

Art des Schmerzes:

- O Drückend
- O Brennend
- O Pulsierend
- O Pochernd
- O Stechend

Intensität:

- O schwach
- O mittel
- O stark
- O sehr stark
- O __________

Ort des Schmerzes (genaue Beschreibung):

____

____

____

Schmerzdauer (Stunden): ______________________________

Weitere Begleiterscheinungen:

- O Schwitzen
- O Müdigkeit
- O Trägheit
- O Ruhelosigkeit
- O Konzentrationsstörung
- O Schwindel
- O Übelkeit
- O Fieber
- O Schwellungen

Weitere Notizen/Auffälligkeiten:

____

____

____

____

____

Schmerz-Tagebuch

Datum: ______________ **Wetter(Temp.):**_________°C

○ Sonnig ○ Bewölkt ○ Drückend ○ Regnerisch ○ Schnee

Einsetzen des Schmerzes (Wann?):

○ Morgens
○ Vormittags
○ Mittags
○ Nachmittags
○ Abends
○ Nachts

Genaue Uhrzeit: ________________

Art des Schmerzes:

○ Drückend
○ Brennend
○ Pulsierend
○ Pochernd
○ Stechend

Intensität:

○ schwach
○ mittel
○ stark
○ sehr stark
○ __________

Ort des Schmerzes (genaue Beschreibung):

____

____

____

Schmerzdauer (Stunden): ______________________________

Weitere Begleiterscheinungen:

○ Schwitzen
○ Müdigkeit
○ Trägheit
○ Ruhelosigkeit
○ Konzentrationsstörung
○ Schwindel
○ Übelkeit
○ Fieber
○ Schwellungen

Weitere Notizen/Auffälligkeiten:

____

____

____

____

____

Schmerz-Tagebuch

Datum: ____________ **Wetter(Temp.):**________°C

○ Sonnig ○ Bewölkt ○ Drückend ○ Regnerisch ○ Schnee

Einsetzen des Schmerzes (Wann?):

○ Morgens
○ Vormittags
○ Mittags
○ Nachmittags
○ Abends
○ Nachts

Genaue Uhrzeit: ______________

Art des Schmerzes:

○ Drückend
○ Brennend
○ Pulsierend
○ Pochernd
○ Stechend

Intensität:

○ schwach
○ mittel
○ stark
○ sehr stark
○ __________

Ort des Schmerzes (genaue Beschreibung):

____

____

____

Schmerzdauer (Stunden): ____________________

Weitere Begleiterscheinungen:

○ Schwitzen ○ Ruhelosigkeit ○ Übelkeit
○ Müdigkeit ○ Konzentrationsstörung ○ Fieber
○ Trägheit ○ Schwindel ○ Schwellungen

Weitere Notizen/Auffälligkeiten:

____

____

____

____

____

Veröffentlicht von: Marcel Drenkwitz
Independently published
Kontakt: Marcel Drenkwitz, Okerstraße 40b, 38527 Meine
E-Mail: tengel-holding@web.de
Covergestaltung: Marcel Drenkwitz

www.ingramcontent.com/pod-product-compliance
Lightning Source LLC
LaVergne TN
LVHW012349220826
846091LV00016B/4181

* 9 7 8 1 0 7 4 1 9 1 5 6 6 *